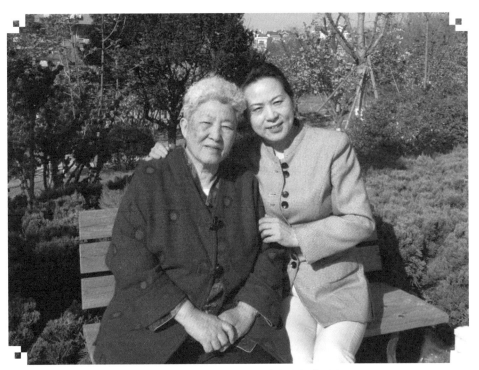

何玉华与赵鉴秋老师合影（左为赵鉴秋）

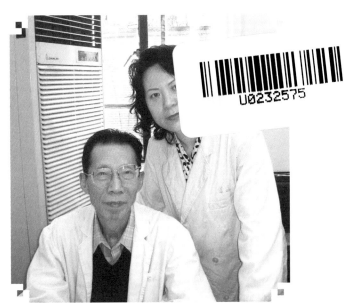

何玉华与金义成老师合影（左为金义成）

"山西省中医药传统知识保护数据库"项目

"中医名家临证实录"丛书

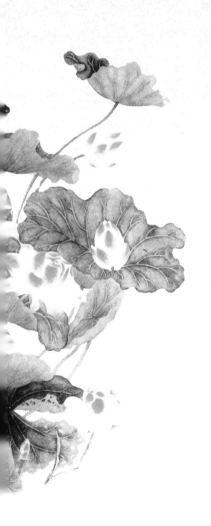

何玉华小儿推拿图解

何玉华 编著

吕雁军 宋伟 摄影

郭良 赵婷 赵智勇 图片制作

山西出版传媒集团 山西科学技术出版社

图书在版编目（CIP）数据

何玉华小儿推拿图解 / 何玉华编著. ——太原：
山西科学技术出版社，2018.10（2019.4 重印）
ISBN 978-7-5377-5778-2

Ⅰ.①何… Ⅱ.①何… Ⅲ.①小儿疾病—推拿—图解
—Ⅳ.① R244.15—64

中国版本图书馆 CIP 数据核字（2018）第 145865 号

何玉华小儿推拿图解

出　版　人：	赵建伟	
编　　著：	何玉华	
责 任 编 辑：	宋　伟	
封 面 设 计：	杨宇光	

出 版 发 行：山西出版传媒集团·山西科学技术出版社
　　　　　　　地址：太原市建设南路 21 号　邮编：030012
编辑部电话：0351-4922078
发 行 电 话：0351-4922121
经　　销：各地新华书店
印　　刷：山西基因包装印刷科技股份有限公司
网　　址：www.sxkxjscbs.com
微　　信：sxkjcbs
开　　本：787mm×1092mm　1/16　印　张：17.25
字　　数：266 千字
版　　次：2018 年 10 月第 1 版　2019 年 4 月太原第 2 次印刷
书　　号：ISBN 978-7-5377-5778-2
定　　价：49.00 元

本社常年法律顾问：王葆柯

序言一

　　爱徒何玉华是山西省著名小儿推拿医师，是山西省小儿推拿的代表人物之一。她通过近40年的临床学习、实践和研究，在小儿推拿理论和临床实践上有着丰富的经验和创新，值得后学者学习和借鉴。

　　何玉华及其弟子、学生历经两年时间收集、整理、编撰，终于成书《何玉华小儿推拿图解》，作为她的老师我深感欣慰。小儿推拿后继有人，后继有术。

　　该书通俗易懂，实用性和操作性强，图文并茂，对初学者准确掌握小儿推拿术有较大启发和帮助，便于不同文化基础的读者学习和掌握。不仅适合医学院校学生和全科医生、综合医院儿科工作者参考学习，更方便家庭保健治疗者阅读学习，促进中医小儿推拿学科发展，于推广普及颇有益处，能使更多的家庭和儿童早日受益。传承国粹，造福儿童！

赵鉴秋

　　赵鉴秋，当代著名小儿推拿专家，非物质文化遗产三字经派小儿推拿及小儿脏腑点穴传承人及代表人。

序言二

小儿推拿，源远流长

小儿推拿的相关记载，最早见于马王堆三号墓中出土的医简《五十二病方》，内有"因以匕揗周婴儿瘛所"治"婴儿瘛"的方法。现如今被广泛使用的捏脊法，在晋代葛洪的《肘后备急方》已有描述："拈取其脊骨皮，深取痛引之，从龟尾至顶乃止，未愈更为之。"唐代药王孙思邈对小儿推拿多有推崇，他在《千金要方》中指出："小儿虽无病，早起常以膏摩囟上及手足心，甚辟寒风。"时至明清，小儿推拿已成为一门独立学科，相关专著，不断面世，为后人留下了宝贵遗产。

小儿推拿，疗效显彰

小儿推拿作为以手法为主要手段的医疗行为，其效果如何呢？第一本小儿推拿专著的作者认为它是种"保婴神术"，其著《小儿按摩经》，论述甚详。明代医家龚居中在其《幼科百效全书·序》中说："余家庭授受疗男妇之法，奇正不一。独小儿推拿，尤得其传，转关呼吸，瞬息回春，一指可贤于十万师矣。"清代医家陈复正则谓小儿推拿为"神奇外治法"（见《幼幼集成》）。正因为小儿推拿用之得法，其效如"汤之泼雪"，不仅为推拿专业者习用，儿科名家也视之为宝。明代医家龚廷贤著有《小儿推拿方脉活婴秘旨全书》，清代儿科世家夏禹铸的《幼科铁镜》中有许多关于小儿推拿的真知灼见。

小儿推拿，正逢其时

虽然小儿推拿历史悠久，代有相传，但真正匠心独具者并不多见。时至今日，恰如逢春，习之者众。之所以会有今日之美景，一是缘于几代人的不懈努力和坚持。二是缘于小儿推拿来自民间，如宋代《苏沈良方》就曾记有河北赵郡一老翁擅治脐风，"此翁平生手救千余儿""应手皆效"。《厘正按摩要术》中指出："南人专以治小儿，名曰推拿，习是术者，不必皆医，……而妇人女子藉为啖饭地也。"江浙一带称小儿推拿为"推惊""拊惊"，现海派儿科推拿中所用之捏法，即取自民间"翻皮肤"法。三是得益于当今改革开放、健康中国之政策。

小儿推拿之兴盛，着实喜人。但是，我们也应清醒地认识到，小儿推拿的发展尚有许多工作要做。特别是在推广应用的同时，出现了一些需要我等警惕的乱象。诚如《厘正按摩要术》中所谈的："每见野叟老妪，不知经络为何，穴道为何，表、里、寒、热、虚、实病以为何，温、清、消、补、泻、汗、吐、下、和治法为何，而概以随手推抹，名曰抹惊，或妄滋以自制丸散，以致小儿夭枉无算。"我等同仁，当走出医所，走向社会，正面宣传，以求正本清源，发挥正能量，使小儿推拿能真正造福于儿童健康。对此，何玉华主任做了许多有关的工作。她从早年在《小儿推拿》中得到启蒙，继而爱上小儿推拿，不断钻研求索，寻师访友。医技日精，前著有《婴幼儿湿疹防治100问》和外观设计专利《小儿推拿常用穴位图》，今又编著《何玉华小儿推拿图解》，在总结经验，著书立说的同时，不忘临床实践、培养后人，精神可嘉。在其新著付梓之际，乐为之序。

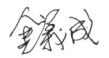

丁酉年六月十六日

金义成，海派儿科推拿创始人、丁氏一指禅推拿第四代传承人、中国小儿推拿领域的学科带头人，上海中医药大学老教授协会副会长、世界中医药学会联合会小儿推拿专业委员会顾问、中国中医药研究促进会小儿推拿外治分会顾问、全国中医药儿童健康工程办公室试点工作专家委员会顾问、上海市中医药儿童健康工程办公室专家委员会主任委员。

序言三

欲戴王冠，必承其重

一个致力于小儿推拿事业近40年不忘初心的人。

一个传道授业解惑，培养了一批又一批小儿推拿专业人才，付出辛勤汗水的人。

一个忠诚回报社会，用心"手"护儿童，服务患儿的人，必将要付出常人所无法想象的艰辛和努力。

社会会感谢你们，患者和家属会留下永久的记忆！

——致何玉华主任并所有推广传播小儿推拿的"白衣天使"！

王立新，长春中医药大学教授、主任医师、硕士生导师，广州中医药大学客座教授、主任导师，长春中医药大学附属医院（吉林省中医院）小儿推拿科主任，长春市名中医，世界中医药学会联合会小儿推拿专业委员会会长、国家中医药管理局中医医疗技术小儿推拿技术协作组负责人。

前言

　　随着经济的快速发展，社会的不断进步，人们的健康理念和育儿观念发生了很大变化。在当前滥用抗生素，小儿看病难、看病贵的情况下，小儿推拿顺应了家长和社会的需求，以绿色、健康、有效的疗法获得了大众的认可，被广大家长所推崇。国家卫生和计划生育委员会于2013年提出将0～36个月儿童中医药健康管理服务（小儿推拿）列入国家基本公共卫生服务项目（该项目是中医唯一入选国家基本公共卫生的项目）。沐浴着政策的春风，面对社会迫切的需求，笔者于花甲之年携诸位弟子历经两年，将多年亲历临床常见病、多发病及疑难病的典型案例，以理论联系实际与现代育儿相结合的形式，汇集成册，使传统中医和现代医学融为一体，把临床中的实践经验和理论，通过浅显易懂、图文并茂的形式，奉献给大家。书中介绍的防治儿科疾病的小儿推拿方法尽可能地使读者看得懂、学得会、用得来、有效果，期予后学以启迪，此亦编写本书之初衷。

　　本书分为两部分：第一部分为小儿推拿基本常识，包括常用手法，常用穴位及其总结，如"横纹穴"小结、"门穴"小结等；第二部分为小儿常见病及部分疑难病的推拿治疗，包括疾病概述、诊断要点、辨证分型、案例分享、疾病调护及注意事项，并通过对弟子们治疗的部分典型病案进行分析与点评，指出疾病治疗的思路与方法，疾病的转归与风险的规避。该书可供从事小儿推拿之同仁及广大小儿推拿的爱好者、儿童家长阅读参考。

　　小儿推拿易学难精，它的易学表现在多数保健手法人人都能轻松学会，它的难精是因为其中包含着中医的辨证论治理论，蕴含着中医整体观念，而不是简单的"头痛医头，脚痛医脚"，更不是简单的穴位组合，因此对于疾病的治疗要求从业者有较强的理论储备。小儿生理、病理特点异于成人，掌握儿科知识，减少诊疗失误，是我们的责任！发扬和传播小儿推拿，任重道远！

本书承蒙小儿推拿专家赵鉴秋教授、金义成教授、王立新教授在百忙中亲自为本书作序，同时感谢在编写过程中付出辛勤劳动的何玉华小儿推拿门诊秦霞、张佳禾美、乔荣跃、洪继礼等弟子。还要感谢山西科学技术出版社的同志们在本书出版过程中废寝忘食、一丝不苟的敬业精神，在编辑、审稿、装帧等方面全力配合，为本书的及时问世尽职尽责。

本书在编写过程中难免挂一漏万，不足之处，望各位同仁及读者提出宝贵意见和建议，谨此致谢！

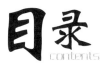

目录
contents

绪　论

第一章　小儿推拿常用手法

第二章 小儿推拿常用穴位

第三章 小儿常见病治疗及案例

绪　论

　　小儿推拿是建立在中医学整体观念基础上，以阴阳五行、脏腑经络学说为理论指导，运用各种手法刺激穴位、疏经通络，以达到调整脏腑功能、治病保健的一种方法。其治疗体系形成于明代，以《保婴神术按摩经》等小儿推拿专著的问世为标志。小儿推拿的穴位有点状穴、线状穴、面状穴等，在操作方法上强调轻快柔和、平稳着实，注重补泻手法和操作顺序，对常见病、多发病均有较好的疗效。

　　小儿推拿具有增强免疫力的作用，其机理是通过刺激经络，可使小儿气血调和，饮食不偏，正常发育，从而达到未病先防之功效；当其处于疾病期，可激发人体正气以抗邪，从而达到既病防变之目的。无论外感还是内伤疾病，小儿推拿均可平衡阴阳、调和脏腑、疏通经络、行气活血、扶正祛邪，从根本上改善患儿体质，提高患儿抵抗力，减少患儿生病次数，其远期疗效不容小视。

一、适应证

　　小儿推拿调理范围广泛，可运用于治疗发热、感冒、咳嗽、腹痛、腹泻、便秘、厌食、流涎、遗尿、夜啼等多种儿科常见疾病，对于小儿斜颈、生长发育迟缓及脑瘫等疑难病症临床疗效亦为显著。小儿推拿不打针、不吃药、无创伤之特点深为家长所推崇，已得到国内外临床医学界的认可。

二、禁忌证及注意事项

　　小儿推拿疗法治疗范围广泛，效果良好，但也有一些情况不适合使用，具体如下。

　　（1）皮肤发生烧伤、烫伤、擦伤、裂伤及生有疥疮者，局部不宜推拿。

（2）某些急性感染性疾病，如蜂窝织炎、骨结核、骨髓炎、丹毒等患者不宜推拿。

（3）各种恶性肿瘤、外伤、骨折、骨头脱位等患者不宜推拿。

（4）某些急性传染病，如急性肝炎、肺结核病等患者不宜推拿。

（5）严重心脏病、肝病患者及血小板减少性紫癜患者慎推拿。

小儿疾病的病理特点决定了小儿容易发病、传变迅速，治疗不当或不及时会影响疾病的愈后转归，故推拿治疗前应先由专业医师进行诊断后再施行推拿治疗，必要时需配合内治法协同治疗。

三、小儿推拿治疗时间与疗程

有些家长可能认为小儿推拿时间越长越好，其实不然。小儿推拿如同服药，有剂量、时间和疗程的规定。小儿推拿时间长短可因不同手法、不同部位、不同病程、不同年龄而不同。其疗程及每日推拿次数需依据不同疾病而定，一般疾病每天推拿一次，重病、急病可每天推拿2次甚至3次（如高热、重症腹泻、肺炎等疾病），对于慢性病（如过敏性鼻炎、腺样体肥大、扁桃体炎、咳嗽等），则需要结合病程、病情来确定。

治疗婴幼儿湿疹一般20天为一疗程。

治疗小儿反复呼吸道感染（易感儿）一般10～30天为一疗程。

治疗小儿生长发育迟缓、遗尿一般1个月为一疗程。

治疗小儿先天性肌性斜颈一般3个月至半年为一个疗程。

推拿保健每天一次，7～10天为一疗程，每个疗程结束后，可休息3～7天，再继续下一个疗程；也可隔日或隔2日一次，以达到保健防病的目的。

四、小儿推拿治疗的几点要求

（1）小儿推拿治疗前，必须有医生进行明确诊断。小儿疾病瞬息万变，操作者切莫疏忽大意。

（2）手法必须熟练。只有正确熟练的手法才能顺利完成推拿治疗并取得理想效果。

（3）精力必须集中。推拿过程中，必须集中精力：①推拿过程中除向家长进行必要的病后调理指导外，请不要和家长或他人谈论与推拿无关事宜；②随时注意观察孩子姿势和表情，若发现不适反应要及时处理。

（4）灵活安排推拿顺序。对不同月龄或年龄的小儿，要灵活安排推拿顺序，对年龄略大且配合的小儿，可按正常推拿顺序进行。对发热哭闹不配合的孩子，可先推主穴后推辅穴。

（5）每次推拿保健或治疗最好只针对一个问题，如果目的太多、推拿的穴位太杂，会影响最终效果。

（6）对某些推拿不能治疗的急症、重症，须及时送医院诊治，不要盲目推拿延误病情，造成严重后果！

五、影响小儿推拿疗效的因素

（1）正确的辨证，合理的配穴。小儿推拿是以中医基础理论为指导的，而中医的特点是整体观念和辨证论治，正确辨清孩子的体质和现阶段的病因病机、病位、病势，辨明寒热虚实、阴阳表里。根据辨证结果和孩子的具体情况选择相应的穴位合理配穴。小儿推拿的治病不是"头痛医头，脚痛医脚"，更不是简单的穴位组合。

（2）准确的取穴，恰当的手法。小儿推拿是通过刺激体表经络穴位来调整人体阴阳平衡，达到防治疾病的作用的，所以正确的取穴和娴熟的手法是小儿推拿治疗取效的关键。

（3）用心的推拿，家长的配合。推拿疗效的好坏与推拿者的用心程度有密切关系，推拿时越专注，越用心，效果越好。但推拿结束后，效果的好坏与家长配合与否关系密切。首先，家长要认可小儿推拿，并坚持按疗程治疗；其次，要遵医嘱，控制好饮食，衣着适度，规律生活，恰当护理。再次，家长情绪要稳定，过度的焦虑紧张不利于孩子的康复。

每一个孩子都会生病。在孩子生病时，需要勇敢的不仅是孩子，也包括家长。因此，当孩子生病时家长的态度尤其重要！

六、推拿过程中孩子哭闹该如何安抚

（1）首先分析孩子哭闹之原因，有些孩子可能平时接触外人少，不喜陌生人碰自己而烦躁哭闹；有些孩子因生病期间经常去医院打针输液，孩子对医院、医生产生恐惧感，此时可于治疗前先跟孩子交流、熟悉，通过看书籍、讲故事、听音乐等方式转移孩子注意力；孩子处于饥饿、入睡前等阶段，可边喂奶边推拿或于孩子睡眠中进行推拿。

（2）若孩子因初次接触推拿而哭闹，可先用轻柔的手法推拿，让孩子逐渐适应。

（3）推拿手法有先后顺序，一般为手、头、胸、下肢、背部，但若患儿哭闹，配合欠佳，可仅选用重点穴位或根据患儿病情灵活调整。

（4）若孩子哭闹严重，孩子可能是由于身体疼痛不适而烦躁哭闹，此时可使用轻柔的手法让孩子逐渐适应，若仍不能缓解，则不宜强行推拿治疗。

第一章

小儿推拿常用手法

第一节 手法概述

小儿推拿手法是小儿推拿疗法中的两大基本要素之一，也是基本功之一，手法的熟练和精确与否直接影响推拿的治疗效果，所以正确掌握、认真领会、灵活应用推拿手法是对每个推拿医生最基本的要求。

一、小儿推拿手法的基本要求

轻快柔和、平稳着实。

轻：手法操作时所用的力度轻。

快：手法操作时所用的频率快。

柔和：手法操作力度均匀柔和。

平稳：手法操作时所用的力度和频率始终如一。

着实：手法操作时紧贴穴位的表面，有轻而不浮之意。

二、小儿推拿手法要领

沉肩：肩部下沉，自然放松，不可僵硬、上耸。

垂肘：肘部松垂，肘尖对着地面，保持下垂。

悬腕：腕关节自然屈曲。

掌虚：手掌虚握。

指实：蓄力于手指。

第二节 小儿推拿常用手法

一、推法

推法分四种

（1）**直推法**：用拇指桡侧缘或指面，或示、中二指指面贴在穴位上，做由此到彼的单方向直线移动称直推法。

（2）**旋推法**：用拇指指面贴在穴位上，做顺时针方向的环旋移动称旋推法。

（3）**分推法**：用拇指桡侧缘或指面，或示、中二指指面由穴位中央向两侧做分向推动称分推法。

（4）**合推法**：与分推相反，即由穴位两端向中央合拢推动。

动作要领

（1）推法操作时，拇指或示、中二指指间关节自然伸直，不可有意屈曲，主要是靠肘、腕关节或掌指关节的屈伸或内外伸展来带动，肩臂要自然放松。

（2）推法应呈线条状运行推动，呈单行方向。

（3）推动时要有节律，用力要均匀、柔和，始终如一。同时注意不要带动皮下组织。

（4）频率大约为每分钟200~300次。

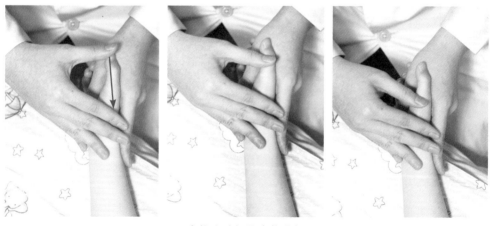

直推法（拇指直推法）

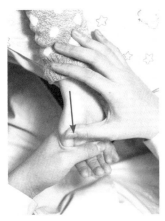
直推法（拇指桡侧面直推）

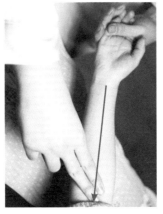
直推法（示、中二指直推）

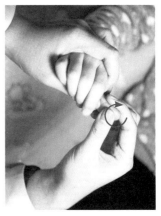
旋推法（补脾经）

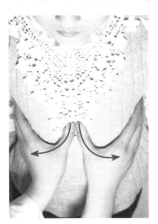
（分推法）分推腹阴阳

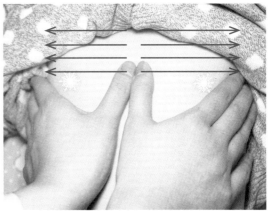
分推胸八道

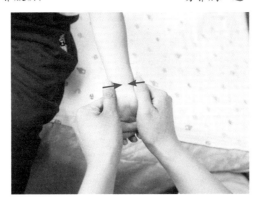
合推法

临床应用

推法主要用在线状、面状穴位上，操作时需要应用介质。直推法用在线状穴位上，旋推法用在五脏等特定穴位上，分推法用在各阴阳穴上（头：坎宫，胸：膻中，腹：腹阴阳，背：肺俞，手：手阴阳又称大横纹，合推法只用在手阴阳穴上）。在某些穴位上操作方向与补泻有关，此外推法需要与指揉法、运法、摩法相区别。

二、拿法

用拇指和示指指腹，或拇指和第二、三、四指指腹，相对用力，在一定部位或者穴位上做一紧一松的捏提动作，称为拿法。

动作要领

（1）肩臂放松，蓄力于腕及掌，以指面着力。

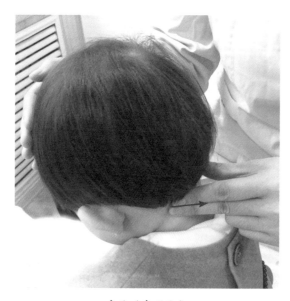

拿法（拿风池）

（2）动作要缓和而有连贯性，着力要由轻到重，再由重到轻。

（3）此法为复合手法，含捏、提、揉三种动作形态。操作时以捏法为基础，提、揉为辅助。

临床应用

拿法主要用于颈项、肩部、四肢上的穴位和肌肉较丰满的部位。拿后常继以揉法缓和刺激。三指拿适用于面积较小的部位，如拿肩井、承山、颈项两侧等。

三、按法

用拇指或中指指端或掌心在一定的穴位上向下逐渐用力揿压称按法。

动作要领

（1）指按：手握空拳，或四指自然伸直，指端用劲逐渐向下揿压。

（2）掌按：腕关节微背屈，掌心用劲逐渐向下揿压。

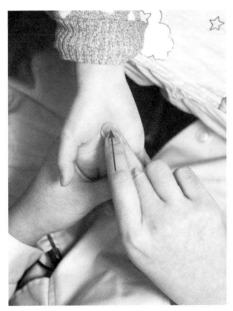

按法（中指指端按）

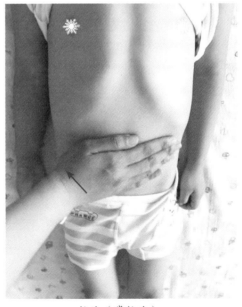

按法（掌按法）

指按法多用在点状穴位上，掌按法多用在面状穴位或部位上，指按后多继以揉法，或按揉复合应用，形成按揉复合手法。

四、摩法

用示、中、环指指面或掌心贴在穴位上做顺时针或逆时针方向的环旋抚摩动作称摩法。

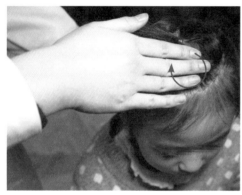 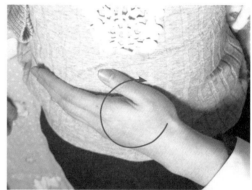

摩法（示、中、环指指面摩）　　　　　　　　摩法（掌摩）

动作要领

（1）肘关节微屈，指、掌着力部分要随着腕关节主动屈伸旋转，连同前臂在体表做环旋抚摩活动。

（2）指、掌在体表做环旋抚摩时，注意不要带动皮下组织。

（3）用力要柔和自然，速度要均匀协调，压力大小适当。

（4）频率大约为每分钟100~160次。

临床应用

摩法主要用在面状穴位和部位上，需要应用介质。古人有"摩法不宜急，不宜缓，不宜轻，不宜重，以中和之意施之"，及"急摩泻，缓摩补"的说法。摩法较旋推法为轻，较运法则重。

旋推法、摩法、指揉法的鉴别

（1）力度：旋推法最轻，摩法次之，揉法最重。

（2）操作方法：旋推法是用拇指面按顺时针方向推动；摩法是用手掌环旋摩动，方向不限，指揉法是用指端吸定于操作部位。

（3）施术部位：旋推法用于手部五经穴；摩法用于面状穴位，指揉法则用于点状穴位。

五、揉法

用中指或拇指指端，或掌根或大鱼际吸定于穴位，以腕关节回旋活动或以腕关节和掌指关节活动为主，带动前臂做顺时针或逆时针方向旋转活动称揉法。

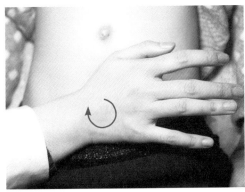

掌根揉

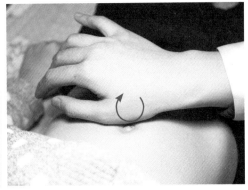

鱼际揉

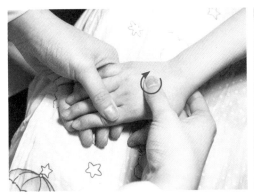

拇指指端揉

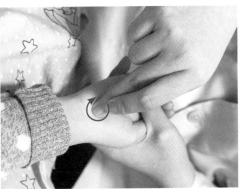

中指指端揉

动作要领

（1）揉法操作时，压力要轻柔而均匀，动作要有节律。

（2）指揉时，以腕关节和掌指关节屈伸旋转为主，鱼际揉或掌根揉时，以腕关节回旋活动来带动前臂。

（3）吸定处不要离开接触的皮肤，不要在皮肤上摩擦，要使该处皮下筋脉随着揉动而滑动，所用力度较推法、摩法稍大。

（4）频率大约为每分钟200~280次。

临床应用

指揉法多用在点状穴位上，且常和按法、掐法合用。掌揉法和大鱼际揉法多用在面状穴位及部位上，特别是脘腹和头面部。它不同于旋推法、摩法及运法。

六、捏法

捏法有两种操作方法

（1）将双手示指屈曲，用示指桡侧缘顶住皮肤，拇指前按，两指同时用力捏拿皮肤，双手交替捻动向前。

（2）用拇指顶住皮肤，示、中二指前按，三指同时用力捏拿皮肤，双手交

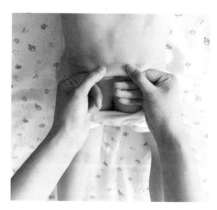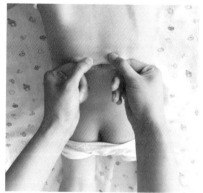

捏脊1

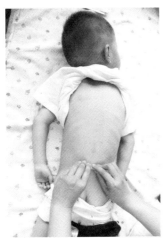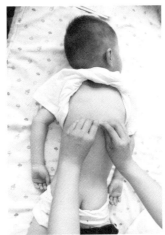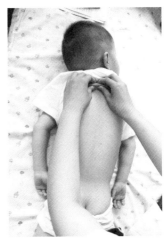

捏脊 2

替向前捻动。

动作要领

（1）拇、示二指或拇、示、中三指捏拿皮肤的程度多少及用力大小要适当，切不可带有拧转动作，提拿过多则手法不易向前捻动推进，提拿过少则容易滑脱导致手法失败。

（2）向前捻动时，双手交替使用，不可间断，保持直线前进，不可歪斜。

（3）捏脊的方向由下向上。

临床应用

捏法主要用在脊柱穴上，捏脊具体操作时双手每交替三下即同时捏住皮肤向上提一下，称"捏三提一"。

七、掐法

手握空拳，用拇指甲垂直用力重刺穴位称掐法。

动作要领

（1）手握空拳，拇指伸直紧贴于示指桡侧缘。

（2）用拇指甲逐渐用力，垂直重刺穴位。

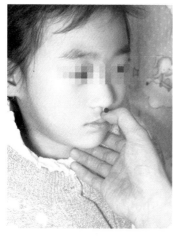

掐法（拇指掐法）

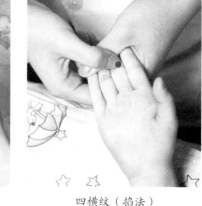

四横纹（掐法）

临床应用

掐法刺激量较大，多继以揉法以缓解不适。掐法多在急救时和某些慢性疾病时应用。《厘正按摩要术》："掐由甲入，用以代针。掐之则生痛，而气血一止。随以揉继之，气血行而经络舒也。"

八、搓法

用双手掌挟住患者肢体或其他部位，相对用力快速搓动，称为搓法。

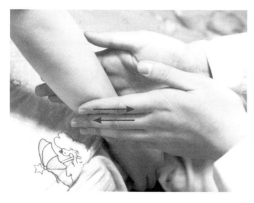

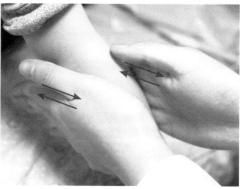

搓法

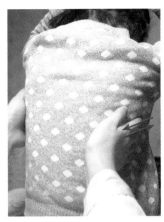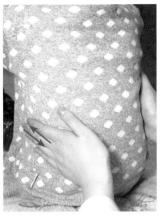

搓摩胁肋

操作要领

（1）操作时，双掌相对用力，前后交替搓动。即双手掌先挟持，后揉搓。

（2）双手用力要对称，动作协调、柔和、均匀，搓动要快、移动要慢，不要间断。

临床应用

搓法常用于胁肋及四肢部。具有调和气血、疏通脉络、放松肌肉的作用。

九、捣法

用中指指端或中指指节有节律地叩击穴位称捣法。

动作要领

（1）以半握拳，用中指第二节或用中指顶端在穴位上频频捣之。

（2）捣击时肩肘关节放松，以腕关节活动为主。

（3）捣击时穴位应准确，用力要均匀一致。

（4）频率大约为每分钟150~300次。

临床应用

捣法主要用在小天心穴上，且操作时间可以相对较长。

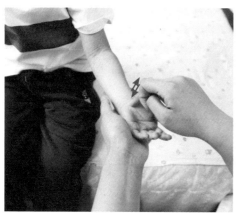
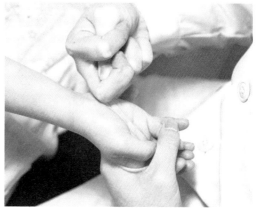

中指指端捣　　　　　　　　　　　　　中指指节捣

十、运法

用拇指或中指指端在穴位上，由此及彼做环行或弧形移动称运法。

动作要领：

（1）运法宜轻不宜重，宜缓不宜急，是用指端在体表做旋转摩擦移动，

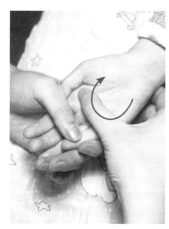
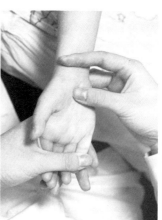
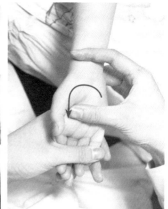

运法（逆运）　　　　　　　　　　　　运法（顺运）

不带动深层肌肉组织。

（2）频率大约为每分钟80~120次。

临床应用

运法多用在点状及面状穴位上。需应用介质。

十一、擦法

用手掌或大鱼际或小鱼际在体表一定部位或穴位上来回快速摩擦，称擦法。

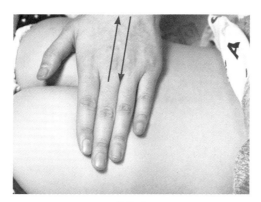

掌擦法

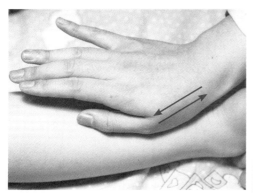

大鱼际擦法

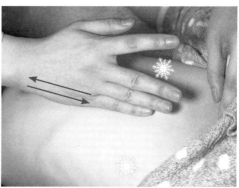

小鱼际擦法

动作要领

（1）擦时不论是上下方向还是左右方向，都应直线往返，不可歪斜，往返距离要拉长。

（2）着力部分要紧贴皮肤，但不要过于用力，以免破皮。

（3）用力要稳，动作要均匀、连续，频率每分钟100~200次。

临床应用

（1）掌擦法温热度较低，多用于胸胁及腹部，用于治疗脾胃虚寒引起的脘腹疼痛、消化不良、胸胁迸伤等症。

（2）大鱼际擦法热度中等，用于胸腹、腰背、四肢等处，常用于治疗软组织损伤疼痛。

（3）小鱼际擦法热度较高。多用于脊柱两侧、腰臀及下肢，用于治疗各种酸痛、麻木、劳损、伤筋等症。

（4）小鱼际擦法常在掌擦后进行，这样热度产生较快。

第三节 小儿推拿常用介质

小儿肌肤娇嫩，在推拿按摩时为了减少对皮肤的损伤，常在手上或患部涂一点类似润滑油的物质，如润滑油、滑石粉和水等；或借助某些芳香类物质以增强治疗效果，如葱姜水、薄荷水、冬青油、冬绿膏、小儿推拿霜等，我们称为推拿介质。

使用介质的目的：一是润滑剂可以起到滑润皮肤的作用；二是推拿时增强手法的治疗作用。

常用介质：主要有滑石粉、葱姜水、薄荷水、爽身粉、冬青膏等。

第二章

小儿推拿常用穴位

第一节 概述

小儿推拿的常用穴位，是小儿推拿的另一基本要素，主要由部分十四经腧穴、经外奇穴、阿是穴、经验穴和小儿推拿的特定穴等几部分构成。其中小儿推拿的特定穴在小儿推拿常用穴位中占有主导地位。这些小儿推拿的特定穴，在穴位的名称、分布、形态等方面都具有其鲜明的特色。

一、小儿推拿特定穴的形态特点

小儿推拿特定穴的形态主要有"点""线""面"状的不同，所谓点状穴是指穴位的形态呈点状，如：一窝风、总筋等；所谓线状穴是指穴位的形态呈线条状，如：天河水、三关等；而面状穴指穴位的形态为一个部位，呈面状，如：腹、丹田等。

二、小儿推拿特定穴的分布特点

小儿推拿的特定穴分布在全身各部位，但以头面和上肢肘关节以下居多。这些穴位大部分表面上与十四经脉无明显的联系，但事实上仍然和经络关系密切，依靠络脉及孙脉、十二皮部等经络系统相互沟通，所以古人有"小儿百脉汇于两掌"之说。

三、小儿推拿特定穴的应用特点

小儿推拿比较注重手法的治疗量及补泻，因此在小儿临床推拿中十分强调在操作某一个穴位时所施用手法的次数（时间）、频率（速度）、强度、方向等诸多因素。下面介绍的穴位在关于"次数"一项，仅作为6个月至1周岁患儿临床治疗时参考。临诊时可根据患儿年龄大小、身体强弱和病情轻重等具体情况，进行加减变化应用。此外对小儿上肢部穴位，习惯上只推拿左手（亦可只推拿右手）。而对其他部位的穴位则双侧均取。

本章主要介绍小儿推拿常用穴位的位置、操作方法、主治、功效及应用。

四、小儿推拿中的度量标准

穴位又叫腧穴，是人体脏腑经络气血输注于体表的特定部位。腧是转输、输注的意思；穴是孔隙、聚集的意思。腧穴是推拿重点施术的作用点，在小儿推拿穴位中，除有属于经络学说中的十四经穴外，大部分为经外奇穴的特定穴。

传统记载的361个穴位分别归属于人体主要的14条经脉，分布在14条经脉上的穴位称为"经穴"；未列入十四经系统的称为"经外奇穴"；没有一定的名称和位置的压痛点或其他反应点叫"阿是穴"。穴位具有运输气血、沟通脏腑等作用。

在推拿治疗过程中，准确地选取穴位非常重要。经穴、奇穴的分布都有一定的位置，在推拿时应根据体表标志应用同身寸法或简便取穴法。

同身寸是用手指比量推拿处方的方法，又称"指寸法"。因人的手指与身体其他部分有一定的比例，所以可用小儿本人的手指来测量定穴。以中指屈曲时，中节内侧两端纹头之间作为1寸；或以拇指指关节的横度作为1寸，或将示、中、环、小指相并，以中指第二节为准，量取四指之横度作为3寸。

体表标志也是准确选取穴位的重要方法之一。体表标志可分固定标志和活动标志两类。固定标志是指利用五官、毛发、爪甲、乳头以及骨节凸起和凹陷、肌肉隆起等部位作为推拿取穴标志；活动标志是指利用关节、肌肉、皮肤随活动而出现的孔隙、凹陷、皱纹等作为推拿取穴标志而言。

在推拿治疗过程中，准确地选穴非常重要。

第二节 头面颈项部穴位

1. 天门

位置：两眉之间向上至前发际成一直线。

操作方法：用两拇指交替由下向上直推，称开天门，又称推攒竹。

次数：50~100次。

功用：疏风解表，开窍醒脑，镇静安神。

主治：外感表证，发热、恶寒、无汗、头痛、夜啼、惊风、屈光不正、眼睑下垂。

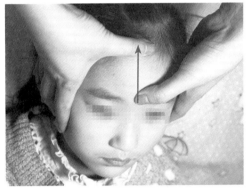

天门

2. 坎宫

位置：由眉头沿眉至眉梢成一横线。

操作方法：由眉头沿眉向眉梢做分推，称分推坎宫，又称推坎宫、推眉弓。

次数：50~100次。

功用：疏风解表，醒脑明目，止头痛。

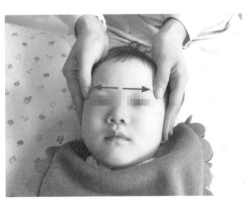

坎宫

主治：外感表证，发热、头痛、夜啼、惊风、屈光不正、眼睑下垂、目赤痛、弱视、斜视。

3. 太阳

位置：眉外梢后方凹陷处（眉外梢与目外眦连线中点向后一横指）。

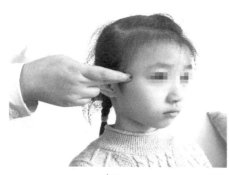

太阳

操作方法：用指端揉或运，称揉太阳或运太阳（向眼睛方向揉或运为补，向耳方向揉或运为泻）；用两拇指由前向后做直推称推太阳。

次数：50~100次。

功用：疏风解表，清热明目，止头痛。

主治：外感表证，感冒、发热、头痛、屈光不正、口眼歪斜、弱视、斜视、头晕。

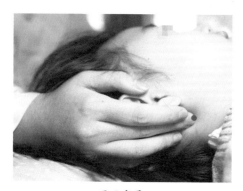

耳后高骨

4. 耳后高骨

位置：耳后高骨下凹陷处。

操作方法：用指端揉，称揉耳后高骨。

次数：50~100次。

功用：疏风解表，安神除烦。

主治：外感表证，感冒、发热、头痛、惊风、神昏、烦躁不安等症。

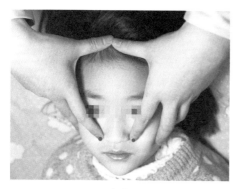

迎香

5. 迎香

位置：鼻翼两侧旁开0.5寸。

操作方法：用指端揉，称揉迎香。

次数：擦30~50次，揉1~3分钟。

功用：宣肺气，通鼻窍。

主治：感冒、鼻塞流涕，口眼歪斜。

6. 人中

位置：人中沟中上1/3交界处。

操作方法：用掐或按法，称掐人中或按人中。

次数：按10~30次或掐醒后即止。

功用：开窍醒神。

主治：神昏、抽搐、遗尿、面瘫。

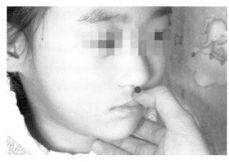

人中

7. 牙关

位置：咬肌隆起处。

操作方法：指端揉或按，称揉牙关或按牙关。

次数：揉1~3分钟，按牙关数次。

功用：开口噤。

主治：牙关紧闭、口眼歪斜、牙痛、面瘫。

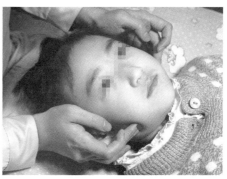

牙关

8. 囟门

位置：前发际正中直上2寸百会前骨陷中。

操作方法：用指端揉，称揉囟门，用掌心摩，称摩囟门；用两拇指由前向后做直推称推囟门。

次数：揉、推、摩各50~100次。

功用：镇静、安神、通鼻窍。

主治：惊风、抽搐、夜惊、鼻塞不通、鼻衄、头痛、神昏烦躁。

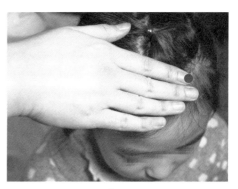

囟门

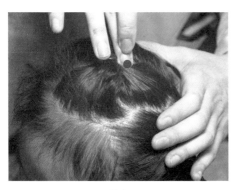

百会

9. 百会

位置：前后正中线和两耳尖连线交点处。

操作方法：用指端揉按，称揉百会、按百会。

次数：按或揉1~3分钟。

功用：安神镇惊、升阳举陷。

主治：惊风、目眩、脱肛、遗尿、夜惊、头痛、癫痫。

10. 风池

位置：后头部，乳突向后1.5寸。

操作方法：用拿法或揉法称拿风池或揉风池。

次数：揉1~3分钟。

功用：发汗解表、祛风散寒。

主治：感冒、头痛、发热、目眩、颈项强痛。

11. 天柱骨

位置：颈后发际正中至大椎穴，成一直线。

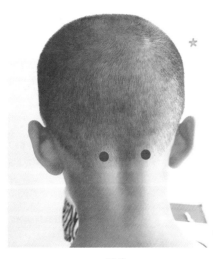

风池

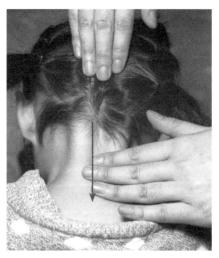

天柱骨

操作方法：向下直推称推下天柱骨，用刮法向下刮称刮天柱骨。

次数：推100~300次，刮至皮下轻度瘀血即可。

功用：降逆止呕，祛风散寒。

主治：恶心、呕吐、发热、项强、咽喉肿痛。

12. 桥弓

位置：在颈部两侧，沿胸锁乳突肌，成一直线。

操作方法：用拇、示两指在两侧胸锁乳突肌处揉、抹、拿。称揉桥弓、抹桥弓、拿桥弓。

次数：揉桥弓100~300次，抹桥弓30~50次，拿桥弓15~20次。

功用：活血化瘀、消肿。

主治：小儿肌性斜颈、落枕、高血压。

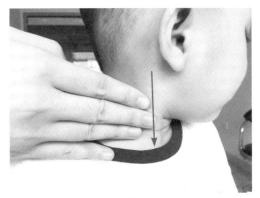

桥弓

第三节　胸腹部穴位

1. 天突

位置：胸骨柄上方凹陷处。

操作方法：用指端揉或点，用双手拇、示指对称挤捏。

次数：揉1~3分钟。挤捏至皮下瘀血。

功用：理气化痰、止咳平喘、止呕、催吐。

主治：咳嗽、喘促、痰壅气急、恶心、呕吐、食滞胃脘、误食毒物。

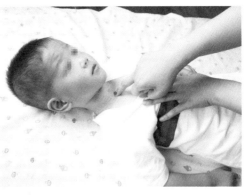

天突

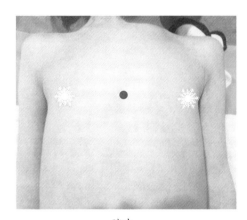

膻中

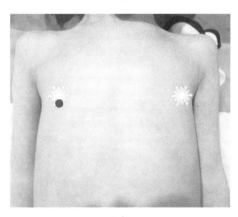

乳根

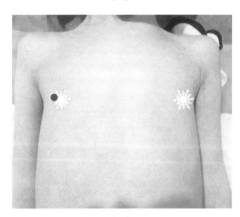

乳旁

2. 膻中

位置：两乳头连线中点。

操作方法：用指端揉，称揉膻中；用掌擦法，称擦膻中；用分推法，称分推膻中。

次数：揉3~5分钟。分推50~100次；擦至局部发热。

功用：理气化痰、止咳平喘、止呕。

主治：痰鸣、咳喘、胸闷、呃逆。

注意事项：用擦法时手法要稍轻，时间可以稍长，但要避免擦破皮肤。

3. 乳根

位置：乳头下0.2寸。

操作方法：指端揉，称揉乳根。

次数：揉1~3分钟。

功用：宽胸理气、止咳化痰。

主治：呼吸系统疾病。

4. 乳旁

位置：乳头外旁开0.2寸。

操作方法：指端揉，称揉乳旁。

次数：揉1~3分钟。

功用：宽胸理气、止咳化痰。

主治：呼吸系统疾病。

5. 胁肋

位置：两腋下至天枢穴处。

操作方法：用两掌由上向下快速搓摩，称搓摩胁肋。

次数：50~100次。

功用：顺气化痰、除胸闷、开积聚。

主治：痰鸣、咳喘、胸闷、胁痛、疳积、肝脾肿大。

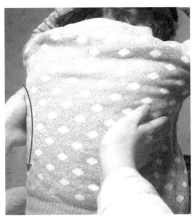

胁肋

6. 中脘

位置：前正中线脐上4寸。

操作方法：用指端揉或大鱼际揉称揉中脘。

次数：揉1~3分钟。

功用：健脾和胃、消食和中。

主治：腹泻、腹痛、厌食、呕吐、腹胀、嗳气、疳积。

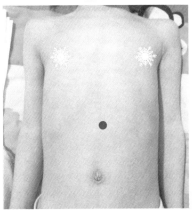

中脘

7. 腹

位置：整个腹部。

操作方法：用摩法，称摩腹；用分法，称分腹阴阳。

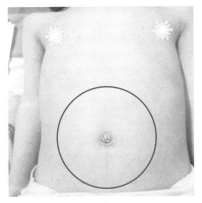

腹

次数：摩腹3~5分钟，分腹阴阳50~100次。

功用：健脾和胃、理气消食。

主治：腹泻、腹痛、厌食、呕吐、腹胀、疳积、便秘。

注意事项

摩腹的方向与补泻有一定的关系，一般顺时针方向为泻法，而逆时针方向则多为补法。

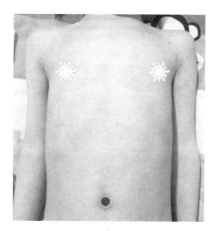

脐

8. 脐

位置：肚脐。

操作方法：用拇指和示指、中指抓住肚脐抖揉，称揉脐。

次数：揉1~3分钟。

功用：温阳散寒、补益气血、健脾和胃、消食导滞。

主治：腹泻、腹痛、疳积、便秘、呕吐、蛔虫性肠梗阻。

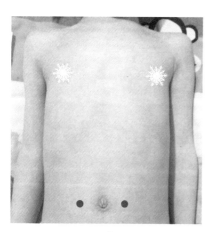

天枢

9. 天枢

位置：脐旁2寸。

操作方法：用指端揉或按，称揉天枢、按天枢。

次数：揉或按1~3分钟。

功用：疏理大肠、理气消滞。

主治：腹泻、痢疾、腹痛、食积、腹胀、便秘。

10. 丹田

位置：脐下2~3寸之间。

操作方法：用大鱼际揉称揉丹田，用指端按称按丹田。

次数：揉3~5分钟；按10~20次。

功用：培肾固本、温补下元、分清别浊。

主治：腹痛、遗尿、疝气、尿频、癃闭、水泻、脱肛。

注意事项

揉丹田用于功能性尿潴留及腹泻水样便时，操作的时间要相对长一些，可以提高治疗效果。

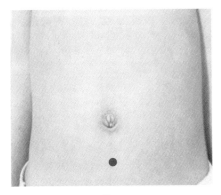

丹田

11. 肚角

位置：天枢穴下2寸脐旁两侧的大筋。

操作方法：用指端揉或按称揉或按肚角，用拿法称拿肚角。

次数：揉或按1~3分钟。

功用：温中止痛。

主治：腹痛、腹泻、腹胀。

注意事项

本法应用时要注意，对急腹症的后期及肠炎等疾病怀疑有肠坏死者慎用。

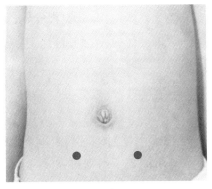

肚角

第四节　腰背部穴位

1. 肩井

位置：大椎与肩峰连线中点，肩部筋肉处。

操作方法：用指端揉或按，称揉肩井或按肩井；用拿法称拿肩井。

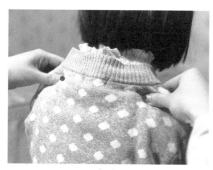

肩井

次数：揉或按1~3分钟，拿数次。

功用：宣通气血、发汗解表。

主治：感冒、发热、气血不通、上肢痹痛、活动不利。

2. 大椎

位置：第一胸椎棘突上方。

简单取穴法：坐位低头，上背部脊柱最上方突起（第七颈椎），其下缘凹陷处即是本穴。

注：用手按椎骨时能感觉到随颈部左右摇头而活动者即是第七颈椎。

操作方法：用指端揉或按，称揉大椎或按大椎。

次数：揉或按1~3分钟。

功用：清热解表。

主治：外感发热、项强、咳嗽、咽痛。

3. 风门

位置：第二胸椎棘突下旁开1.5寸。

简单取穴：由大椎穴（参照大椎）往下数二、三椎骨即为第二、三胸椎。

操作方法：用指端揉或按称揉风门或按风门。

次数：揉或按1~3分钟。

功用：疏风散寒、止咳平喘。

主治：感冒、咳嗽、肺炎。

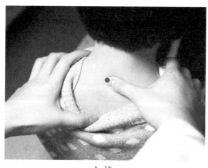

大椎

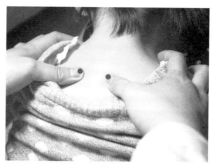

风门

4. 肺俞

位置：第三胸椎棘突下旁开1.5寸。

简单取穴法：由大椎穴（参照大椎）往下数二、三椎骨即为第二、三胸椎。

操作方法：用指端揉或按称揉肺俞或按肺俞；用掌擦法，称擦肺俞。

次数：揉50~100次，按数次，擦至局部发热。

功用：调肺气、补虚损、止咳化痰。

主治：发热、咳嗽、喘促、肺炎、胸闷、胸痛。

5. 脾俞

位置：第十一胸椎棘突下旁开1.5寸。

简单取穴法：由第二腰椎（命门穴处），向上摸三个椎体，即为第十一胸椎。

操作方法：用指端揉或按称揉脾俞或按脾俞。

次数：揉或按3~5分钟，按数次。

功用：健脾和胃、助运化、利水湿。

主治：黄疸、水肿、慢惊风、四肢乏力。

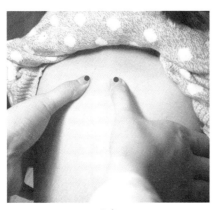

肺俞

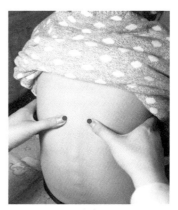

脾俞

注意事项

用揉法时用力的大小与补泻有一定的关系。

6. 肾俞

位置：第二腰椎棘突下旁开1.5寸。

简单取穴法：先取命门穴（与脐相对），命门旁开1.5寸，即为肾俞。

操作方法：用指端揉或按称揉肾俞或按肾俞。

次数：揉或按1~3分钟。

功用：滋阴壮阳、补益肾气。

主治：腹泻、便秘、少腹痛、下肢痿软无力。

注意事项

用揉法时用力的大小与补泻有一定的关系。

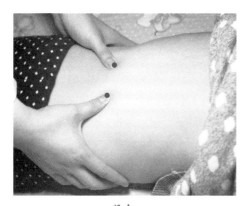
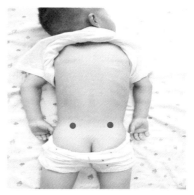

肾俞　　　　　　　　　　　　　腰俞

7. 腰俞

位置：第三腰椎棘突下旁开3.5寸凹陷中。

简单取穴法：两胯骨最高点的脊椎即第四腰椎棘突下凹陷处即是。

操作方法：用指端揉或按称按腰俞或揉腰俞。

次数：揉或按1~3分钟。

功用：通经活络。

主治：腰痛、下肢瘫。

8. 脊柱

位置：后正中线大椎至龟尾，成一直线。

操作方法：由下向上用捏法称捏脊；由上向下直推称推脊。

次数：捏脊，5~7遍；推脊，100~300次。

功用：捏脊，调阴阳、理气血、和脏腑、通经络、培元气；推脊，清热。

主治：疳积、腹泻、腹痛、厌食等一切先后天不足之症及发热、惊风等。

推脊柱从上至下，能清热，多与清天河水、退六腑、推涌泉等合用。

注意事项

捏脊法有较强的补益作用，能助阳生热，所以对有些疾病应慎用，如：急性热病，某些严重的心、肝、肾脏疾病等。

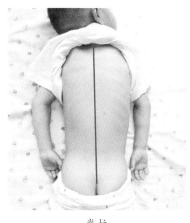

脊柱

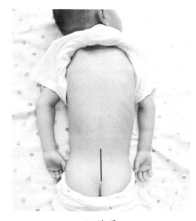

七节骨

9.七节骨

位置：第四腰椎至尾骨尖端，成一直线。

操作方法：向上直推，称推上七节骨；向下直推，称推下七节骨。

次数：推100~500次。

功用：推上七节骨，温阳止泻；推下七节骨，泻热通便。

主治：腹泻、痢疾、腹痛、便秘、遗尿、脱肛。

10. 龟尾

位置：尾骨尖端。

操作方法：用指端揉，称揉龟尾。

次数：揉1~3分钟。

功用：调督脉、理大肠。

主治：腹泻、便秘、脱肛、遗尿。

11. 八髎

位置：骶骨第一、二、三、四对骶后孔处。

操作方法：用手掌面擦至局部发热，称擦八髎。

次数：擦至局部发热。

功用：温补下焦、回阳止泻。

主治：腹泻、脱肛、遗尿、尿频、疝气、腹痛、腰痛。

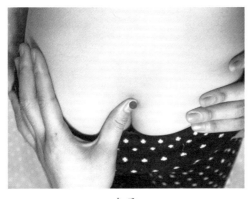

龟尾

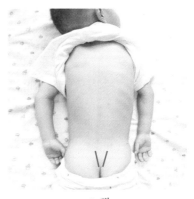

八髎

第五节　上肢穴位

1. 脾经

位置：拇指末节螺纹面（拇指桡侧指端到指根）。

操作方法：屈拇指向心推为补，称补脾经；伸拇指离心推为泻，称清脾经。

次数：推300~500次。

功用：补脾经，健脾胃、补气血。清脾经，清热利湿、化痰止呕。

主治：体质虚弱、食欲不振、肌肉消瘦、呕吐、腹泻、便秘、痢疾、黄疸、痰饮、咳嗽、便血及斑、疹、痧证隐出不透者。

小儿脾胃多薄弱，不宜攻伐太甚，在一般情况下，脾经穴多用补法，体壮邪实者方能用清法。小儿体弱，正气不足，患斑疹热病时，推补本穴，可使隐疹透出，但手法宜快，用力宜重。也可以不用清脾经，而用其他穴位来代替，或先清后补。

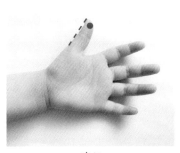

脾经

2. 肝经

位置：示指末节螺纹面。

操作方法：向心推为补，称补肝经；离心推为泻，称清肝经。

次数：推300~500次。

功用：清肝经可平肝泻火、熄风镇惊、解郁除烦。

主治：目赤、惊风、烦躁不安、五心烦热、口苦、咽干、头痛、头晕、耳鸣。

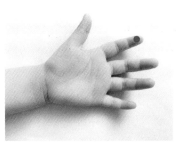

肝经

临床应用

清肝经能平肝泻火，熄风镇惊，解郁除烦。常用于惊风、抽搐、烦躁不安、五心烦热等症。

注意事项

肝经宜清不宜补，若肝虚应补时则需补后加清，或以补肾经代之，称为滋肾养肝法。

3. 心经（别名：心、心火）

位置：中指末节螺纹面。

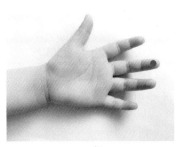

心经

操作方法：向心推为补，称补心经；离心推为泻，称清心经。

次数：推300~500次。

功用：清心经可清热泻火、养心安神。

主治：高热神昏、惊惕不安、五心烦热、口舌生疮、小便赤涩、目赤、心血不足、夜啼。

临床应用

清心经能清热退心火。常用于心火旺盛而引起的高热神昏、面赤口疮、小便短赤等，多与清天河水、清小肠等合用。

注意事项

本穴宜用清法，不宜用补法，恐动心火之故。若气血不足而见心烦不安，睡卧露睛等症，需用补法时，可补后加清，或以补脾经代之。

4. 肺经

位置：环指末节螺纹面。

操作方法：向心推为补，称补肺经；离心推为泻，称清肺经。

次数：推300~500次。

功用：补肺经可补益肺气；清肺经可宣肺清热、疏风解表、化痰止咳。

主治：感冒、发热、咳嗽、喘促、顿咳、遗尿。

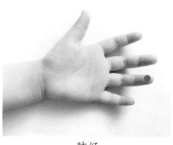

肺经

5. 肾经

位置：小指末节螺纹面。

操作方法：向心推为补，称补肾经；离心推为泻，称清肾经。

次数：推300~500次。

功用：补肾经可补肾益脑、温养下元；清肾经可清利下焦湿热。

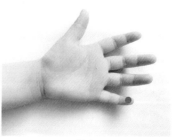

肾经

主治：遗尿、盗汗、脱肛、便秘、腹泻喘息、解颅、小便赤涩、先天不足、久病体虚。

6. 大肠

位置：示指桡侧指端到指根。

操作方法：向心推为补，称补大肠；离心推为泻，称清大肠。

次数：推300~500次。

功用：补大肠可涩肠固脱、温中止泻。清大肠可清利肠腑、除湿热、导积滞。

主治：脱肛、便秘、腹泻、腹痛。

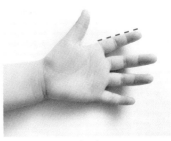

大肠

7. 小肠

位置：小指尺侧从指端到指根，成一直线。

操作方法：向心推为补，称补小肠；离心推为泻，称清小肠。

次数：推300~500次。

功用：清利下焦湿热。

主治：小便赤涩不利、遗尿、尿频、水泻、癃闭、口舌生疮。

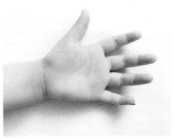

小肠

8. 肾顶

位置：小指顶端。

操作方法：用指端揉，称揉肾顶。

次数：揉100~500次。

功用：收敛元气、固表止汗。

主治：止汗（汗症）、解颅（脑积水）、鞘膜积液。

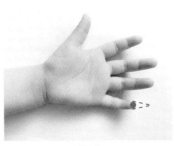

肾顶

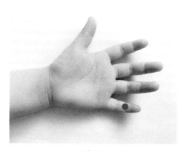

肾纹

9. 肾纹

位置：手掌面小指远端指间关节横纹处。

操作方法：用指端揉，称揉肾纹。

次数：揉100~500次。

功用：祛风明目、散瘀结。

主治：目赤肿痛、口疮、鹅口疮、高热、四肢厥冷。

10. 四横纹

位置：手掌面示、中、环、小指近掌端指间关节横纹处。

操作方法：用指甲掐后继以揉法，称掐揉四横纹。用推法来回推，称推四横纹。

次数：掐3~5次，推100~300次。

功用：退热除烦、散瘀结、调中除胀、行气活血。

主治：气血不和、腹痛、腹胀、烦躁、疳积、消化不良、口唇破裂。

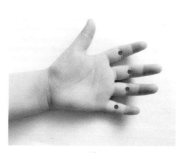

四横纹

11. 小横纹

位置：手掌面示、中、环、小指掌指关节横纹处。

操作方法：用指甲掐后继以揉法，称掐揉掌小横纹。用推法来回推，称推小横纹。

次数：掐3~5次，推100~150次。

功用：退热、散结、消胀。

主治：腹胀、烦躁、疳积、消化不良、口唇破裂、口疮、咳嗽，并对肺部干性啰音有良好的消退作用。

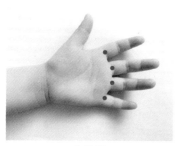

小横纹

注意事项

推小横纹配合揉上马常能加强治疗喘咳、百日咳等症的疗效。

12. 掌小横纹

位置：手掌面小指根下尺侧掌纹头。

操作方法：用指端揉，称揉掌小横纹。

次数：揉100~150次。

功用：清热散结、宣肺化痰、镇静安神。

主治：口舌生疮、唇肿、腹胀、喘咳、肺炎、百日咳、流涎。

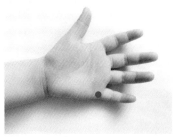

掌小横纹

临床应用

揉掌小横纹主要用于喘咳、肺炎、百日咳等，常与擦肺俞、清肺经等合用。

注意事项

揉掌小横纹配合揉上马能加强治疗喘咳、肺炎、百日咳等症的疗效。

13. 胃经

位置：拇指掌面近掌端一节（手掌大鱼际外侧赤白肉际交界处）。

操作方法：以拇指桡侧缘直推患儿近掌端第一节。

次数：推300~500次。

功用：清胃经可和胃降逆，泻胃火。

主治：烦渴喜饮、衄血、便秘、呕吐、呃逆、腹胀、厌食。

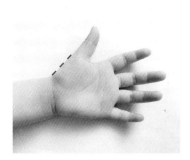

胃经

临床应用

清胃经可以清利中焦湿热，和胃降逆，泻胃火，除烦止渴，常用于治疗胃火上亢引起的衄血、烦渴喜饮、便秘、呕吐、呃逆、腹胀、厌食等症。多与清天河水、掐揉四横纹等合用。

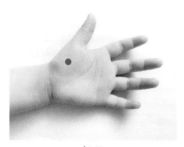

板门

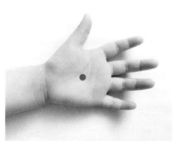

内劳宫

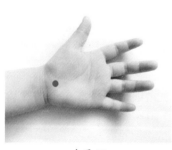

小天心

注意事项

清胃经，性属寒凉，如无热证慎用。

14. 板门

位置：手掌面大鱼际顶面。

操作方法：术者一手持患儿手以固定，另一手拇指端揉患儿大鱼际平面，称揉板门；用推法自指根推向腕横纹，称板门推向横纹，反向推称横纹推向板门。

次数：推300~500次，揉3~15分钟。

功用：健脾和胃、消食导滞；健脾止泻；和胃降逆。

主治：呕吐、呃逆、腹胀、厌食、疳积、口疮、牙龈肿痛。

15. 内劳宫

位置：手掌面掌心正中。

操作方法：以拇指端或中指端揉，称揉内劳宫；用拇指指腹自小指根掐运，经掌小横纹，小天心至内劳宫止，称运内劳宫。

次数：揉100~300次，运10~30次。

功用：清热除烦，清心、肾两经虚热。

主治：口舌生疮、发热、烦渴等症。

16. 小天心

位置：手掌面大、小鱼际交接处。

操作方法：以中指端揉，称揉小天心；以拇指指甲掐，称掐小天心，用中指尖或屈曲的指间关节捣，称捣小天心。

次数：揉100~150次，掐3~5次，捣10~30次。

功用：清热、镇惊、利尿、明目。

主治：惊风、抽搐、口疮、目赤痛、夜啼、小便短赤。

17. 内八卦

位置：手掌面以掌心内劳宫为圆心，内劳宫到中指根中、外1/3交界处为半径所作圆周上的八个点。从小鱼际起按顺时针排列依次为乾、坎、艮、震、巽、离、坤、兑。

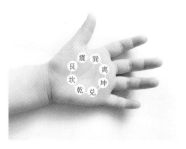

内八卦

操作方法：用拇指端运，称运内八卦；按乾、坎、艮、震、巽、离、坤、兑依次推运一周，称顺运内八卦；反之，称运内八卦。

次数：运100~500次。

功用：宽胸利膈、理气化痰、行滞消食。

主治：胸膈不利、气闷不舒、痞积、消化不良、腹胀、喘咳、腹痛、呕吐。

18. 总筋

位置：手掌面腕掌关节横纹正中处。

操作方法：用指端揉或掐，称掐总筋，或揉总筋。

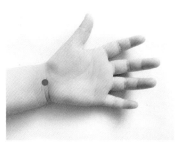

总筋

次数：揉3~5分钟，掐数次。

功用：清心热，散结止痉，通调周身气机。

主治：惊风、夜啼、抽搐、口疮、齿龈糜烂、虚烦内热。

19. 手阴阳

位置：手掌面腕掌关节横纹处；拇指侧为阳池，示指侧为阴池。

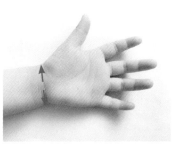

手阴阳

操作方法：掐揉、来回推，分别称掐揉大横纹和推大横纹。

次数：揉，100~300次；分推，50~100次。

功用：退热、消胀、散结。

主治：寒热往来、烦躁不安、腹泻、腹胀、痢疾、痰热喘咳、口疮、唇肿、肺炎。

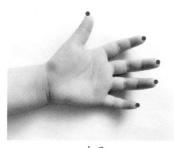

十王

20. 十王

位置：十指顶端指甲内赤白肉际处。

操作方法：用指甲分别掐，称掐十王。

次数：掐数次。

功用：清热、醒神、开窍。

主治：高热神昏、抽搐、昏厥、烦躁不安、两目上视。

21. 端正

位置：中指爪甲根部相去0.1寸许，左右各一。桡侧为左端正，尺侧为右端正。

操作方法：指端揉，称揉端正。

次数：揉100~300次。

功用：左端正，升提中气；右端正，降逆止呕。

主治：呕吐、腹泻、斜视、惊风、抽搐、鼻衄。

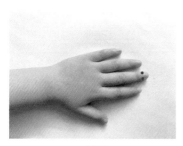

端正

22. 老龙

位置：中指爪甲根部中点相去0.1寸

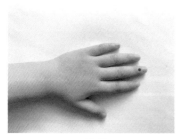

老龙

许。

操作方法：指端揉或掐，称揉老龙或掐老龙。

次数：揉，100~300次，掐数次。

功用：醒神开窍，急救。

主治：惊风、抽搐、鼻衄。

23. 五指节

位置：手背面五指近端指间关节横纹处。

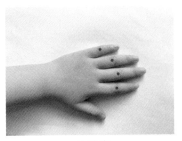

五指节

操作方法：掐揉，称掐揉五指节。

次数：分别掐揉数次。

功用：安神镇惊，祛风痰，通关窍。

主治：惊风、抽搐、胸膈不利、气闷不舒、痰喘、惊惕不安。

24. 上马

位置：手背环指及小指掌指关节后凹陷中。

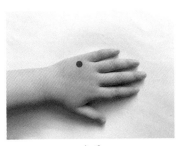

上马

操作方法：用指端揉或按称揉上马或按上马。

次数：揉3~5分钟。

功用：滋阴补肾，顺气散结，利水通淋。

主治：阴虚阳亢、潮热烦躁、牙痛、目赤、喘咳。

25. 二扇门

位置：中指根部指蹼两侧，左右各一。

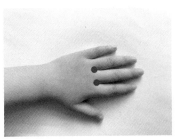

二扇门

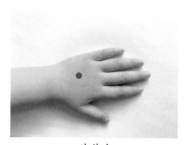

外劳宫

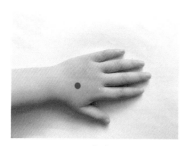

威灵

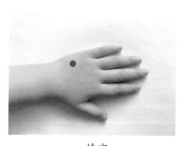

精宁

操作方法：用指端掐揉，称掐揉二扇门。

次数：揉100~300次。

功用：发汗透表，退热平喘。

主治：发热无汗、感冒、喘促。

26. 外劳宫

位置：手背正中与内劳宫相对处。

操作方法：用指端揉或掐，称揉外劳宫或掐外劳宫。

次数：揉3~5分钟。

功用：温阳散寒，升阳举陷，发汗解表。

主治：风寒感冒、咳嗽、喘促、腹胀、腹痛、腹泻、脱肛、遗尿。

27. 威灵

位置：手背二、三掌骨歧缝间。

操作方法：用拇指甲掐称掐威灵。

次数：掐数次。

功用：开窍醒神。

主治：惊风抽搐。

28. 精宁

位置：掌背第四、五掌骨歧缝间。

操作方法：用指端揉，称揉精宁。

次数：揉3~5分钟。

功用：行气，破结，化痰。

主治：疳积、喘促、痰鸣、干呕。

29. 一窝风

位置：手背腕掌关节横纹正中凹陷处。

操作方法：用指端揉，称揉一窝风。

次数：揉200~500次。

功用：温中行气，止痹痛，利关节。

主治：腹痛、腹泻、风寒感冒、头痛。

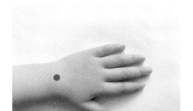

一窝风

30. 膊阳池

位置：前臂背侧一窝风上3寸。

操作方法：用指端揉，称揉膊阳池。

次数：揉5~10分钟。

功用：通大便，利小便，止头痛。

主治：小便短赤、便秘、感冒、头痛。

注意事项

本穴有良好的通便作用，久揉通大便，有大便滑泻者禁用。

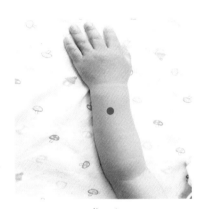

膊阳池

31. 三关

位置：前臂桡侧腕横纹至肘横纹，成一直线。

操作方法：由腕向肘方向直推称推三关。

次数：100~500次。

功用：温阳散寒，发汗解表，补气行气。

主治：气血虚弱、阳气不足、四肢厥冷、疳积、吐泻、风寒感冒、腹痛、疹出不畅。

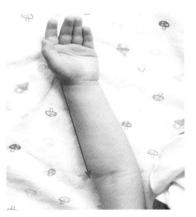

三关

32. 六腑

位置：前臂尺侧腕横纹至肘横纹，成一直线。

操作方法：肘向腕方向直推称退六腑。

次数：100~500次。

功用：清热，凉血，解毒。

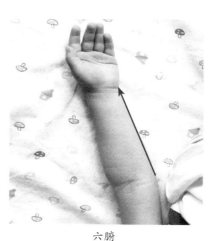

六腑

33. 天河水

位置：前臂内侧正中腕横纹至肘横纹，成一直线。

操作方法：由腕向肘方向直推称清天河水。

次数：100~500次。

功用：清心泻火、解表除烦。

主治：五心烦热、口燥咽干、口舌生疮、弄舌、夜啼、感冒发热、头痛、咽痛。

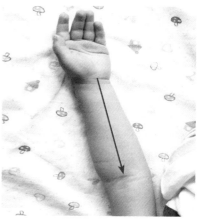

天河水

第六节 下肢穴位

1. 箕门

位置：大腿内侧髌骨内上缘至腹股沟中点，成一直线。

操作方法：向上直推，称推箕门。

次数：推100~500次。

功用：清热利尿。

主治：癃闭、水泻、小便赤涩不利。

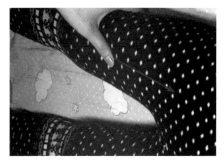

箕门

2. 百虫

位置：膝上内侧肌肉丰厚处，髌骨内上缘2.5寸处。

操作方法：用指端揉或拿称揉百虫或拿百虫。

次数：揉100~300次。

功用：通经活络，平肝息风。

主治：四肢抽搐、下肢痿躄。

3. 足三里

位置：外膝眼下3寸，胫骨旁开1寸。

操作方法：以拇指端或螺纹面着力，稍用力按揉，称按揉足三里。

次数：揉3~5分钟。

功用：健脾和胃，调中理气，导

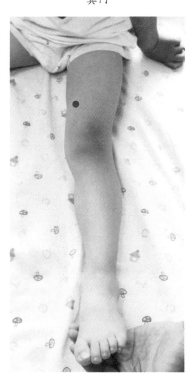

百虫

滞通络。

　　主治：腹胀、腹痛、腹泻、呕吐、下肢痿软无力。

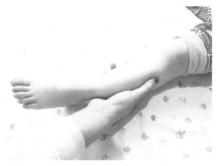

足三里

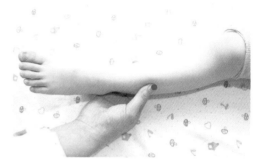

丰隆

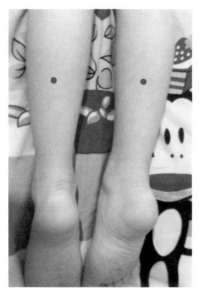

后承山

4. 丰隆

　　位置：在外踝尖上8寸，胫骨前缘外侧，胫、腓骨之间。

　　操作方法：用拇指或中指端着力，稍用力在丰隆穴处揉动，称揉丰隆。

　　次数：揉3~5分钟。

　　功用：和胃气，化痰湿。

　　主治：痰涎壅盛，咳嗽气喘。

5. 后承山

　　位置：腓肠肌肌腹下陷中，伸足时人字纹处。

　　操作方法：用指端揉或拿称揉后承山或拿后承山。

　　次数：拿3~5次；揉100~300次。

　　功用：通经活络，止痉息风。

　　主治：惊风抽搐、下肢痿软、腿痛转筋、水泻。

6. 三阴交

位置：内踝上3寸，胫骨后缘凹陷中。

操作方法：用拇指或中指、示指的螺纹面着力，稍用力按揉，称按揉三阴交。

次数：揉3～5分钟。

功用：活血通络，疏下焦，利湿热，健脾胃，助运化。

主治：癃闭、尿频、遗尿、痿证、痹痛、消化不良。

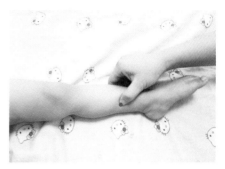

三阴交

7. 解溪

位置：在踝关节横纹中点，趾长伸肌腱与拇长伸肌腱之间的凹陷中。

操作方法：用拇指爪甲掐称掐解溪，用拇指指端或螺纹面着力揉动，称揉解溪。

次数：掐3~5次，揉动50~100次左右。

功用：解痉，止吐泻。

主治：惊风、吐泻，足下垂等病症。

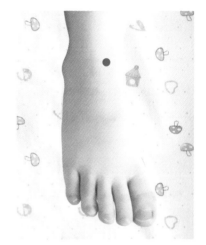

解溪

8. 仆参

位置：在昆仑穴下，外踝后下方，跟骨外侧下赤白肉际凹陷中。

操作方法：用拇指与示指、中指相对着力，稍用力拿捏，称拿仆参；以拇指爪甲着力，稍用力在仆参穴上掐压3~5次，称掐仆参。

次数：拿捏3～5次，掐压3～5

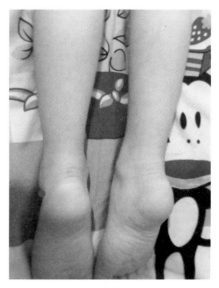

仆参

次。

功用：益肾健骨，舒筋活络，安神定志。

主治：腰痛、足跟痛、晕厥、惊风、足痿不收等病症。

9. 大敦

位置：在足大趾外侧，距趾甲根角0.1寸处。

操作方法：以拇指爪甲着力，掐大敦穴。

次数：掐5~10次左右。

功用：解痉熄风。

主治：惊风、四肢抽搐。

10. 涌泉

位置：足底面前、中1/3交界处。

操作方法：用指端揉或按，称揉涌泉或按涌泉。

次数：揉3 ~ 5分钟。

功用：滋阴清热。

主治：呕吐、腹泻、发热、盗汗、五心烦热、哮喘。

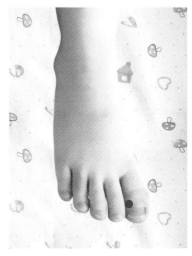

大敦

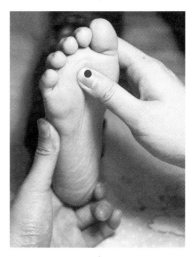

涌泉

第七节　常用推拿法功用分类

1. 清热类

清脾经、清肝经、清心经、清肺经、清肾经、清大肠、清小肠、清胃经、清天河水、退六腑、揉内劳宫、清板门、揉涌泉、掐揉四横纹、推小横纹、揉掌小横纹、推脊。

2. 解表类

揉太阳、揉耳后高骨、拿风池、揉迎香、揉大椎、挤捏大椎、拿肩井、清肝经、推三关、揉外劳宫、清天河水、掐揉二扇门。

3. 补益类

补脾经、补心经、补肾经、补肺经、补肝经、补大肠经、补小肠经、补胃经、揉涌泉、捏脊、揉脾俞、揉肺俞、揉肾俞、推三关。

4. 温阳散寒类

揉一窝风、揉外劳宫、推三关、揉丹田、揉脐。

5. 消食导滞类

补脾经、清补脾经、运内八卦、分腹阴阳、揉中脘、摩腹、摩脐、按揉足三里、揉脾俞。

6. 止泻类

补大肠、板门推向横纹、揉龟尾、捏脊、掐左端正、推上七节骨、揉天枢、拿肚角、按揉足三里、揉脾俞、揉涌泉。

7. 止腹痛类

拿肚角、揉一窝风、揉肾俞。

8. 通大便类

清大肠、揉膊阳池、摩腹（用泻法）、推下七节骨、揉龟尾。

9. 止呕吐类

分腹阴阳、推下天柱骨、运内八卦、清胃经、搓摩胁肋。

10. 利小便类

揉丹田、推箕门、清小肠、揉膊阳池、清肾经。

11. 开胸、理气、化痰止咳类

揉膻中、推膻中、擦膻中、揉肺俞、清肺经、运内八卦、搓摩胁肋、揉掌小横纹。

12. 镇静安神类

开天门、摩囟门、揉百会、掐揉五指节、清肝经、清心经。

13. 醒神开窍类

掐人中、掐山根、掐精宁、掐老龙、掐威灵。

14. 止抽搐类

掐人中、掐山根、掐精宁、揉牙关、拿百虫、拿曲池、拿合谷。

15. 固表止汗类

揉肾顶、揉涌泉、补肾经。

16. 滋阴类

揉涌泉、揉上马。

第八节 常用穴位小结

1. 头面部穴位主治归纳

（1）治疗外感表证。

（2）治疗惊风、抽搐。

（3）降逆止呕（推天柱骨）。

（4）升阳举陷（按百会）。

2. 治外感四法

开天门、推坎宫、揉太阳、揉耳后高骨。

3. 胸腹部常用穴位小结

（1）胸部诸穴主要用于呼吸系统疾病：如咳喘、痰鸣、胸闷诸证。

（2）中上腹部诸穴主要用于消化系统功能紊乱：如消化不良、腹胀、腹泻、便秘。

（3）下腹部诸穴用于温煦下焦，培肾固本，治疗泌尿系统疾病，如拿肚角。

4. 腰背部常用穴位小结

（1）按揉肺俞、脾俞、肾俞能调治肺、脾、肾本脏器及相关的疾病，能补其不足，泻其有余。

（2）推脊、揉大椎、揉风门均能清热，但推脊清热作用更好，揉大椎、风门以解表平喘为长。

（3）捏脊还是保健穴之一。

（4）龟尾、七节骨具有双向调节大肠功能的作用，一起应用形成一组合穴。

（5）推上七节骨可温阳止泻，推下七节骨可泻热通便。

5. 下肢常用穴位小结

（1）百虫、承山、前承山、解溪、委中、仆参等，诸穴均能治惊风、抽搐和下肢转筋，也能治下肢痿痹诸证。

（2）箕门、三阴交两穴均能治尿闭、小便不利等泌尿系统疾病。

（3）有个性的穴位：足三里是治疗消化系统疾病的主穴；丰隆能化痰湿，止咳平喘；推涌泉是釜底抽薪之法，不仅能退实热，也能退虚热。

6. 穴位功用小结

（1）脾经、肝经、心经、肺经、肾经、胃经、大肠经、小肠经分别主治本脏和本腑的病症。

（2）主治消化系统疾病：推揉板门；运内八卦；揉端正；揉脾经；揉胃

经；清、补或推大、小肠经。

（3）解肌发表，主治外感病：掐揉二扇门、清天河水、掐揉一窝风、推三关。其中掐揉二扇门发汗力强；清天河水以清热为主，主治风热感冒；掐揉一窝风、推三关能温阳散寒，主治风寒感冒。

（4）清热：清天河水、退六腑、揉小天心、揉运内劳宫、揉总筋、分手阴阳。清天河水能清卫分气分之热；退六腑能清营分血分之热；运内劳宫清虚热；揉上马能滋阴清热；揉内劳宫、揉小天心、揉总筋清心经有热；分手阴阳用于寒热往来、气血不和。

（5）镇静止抽搐：掐捣小天心、掐四横纹、清肝经、掐总筋、掐二扇门、掐老龙。

（6）大热大凉之法：清天河水、退六腑、推三关。

7. 横纹穴小结

（1）四横纹：掐之退热除烦；推之调中焦，消食积。

（2）小横纹：退热、消胀、散结（脾胃热结）。

（3）掌小横纹：清热散结，宽胸理气，宣肺平喘。

（4）大横纹（手阴阳）：平衡阴阳，调和气血，消食、化痰。

8. 门穴小结

（1）天门

作用——开启经穴，启迪智力，用于外感头痛。

（2）囟门：大脑之门。

作用——摩法促进大脑发育，治疗头痛惊风、鼻塞。

（3）板门：脾胃之门。

作用——健脾和胃、消食化滞，运达上下气。

（4）二扇门：腠理之门。

作用——发汗解表，退热平喘，是发汗的有效方法。

（5）箕门：水道之门。

作用——有较好的利尿作用，用于尿潴留、小便赤涩不利、尿闭、水泻。

第三章

小儿常见病治疗及案例

第一节　呼吸系统疾病

一、感冒

1. 疾病定义

感冒俗称"伤风"，是婴幼儿最常见的外感疾病，主要由于感受风邪所致，感冒的发生与外界气候变化和小儿正气的强弱有密切关系，由于小儿脏腑娇嫩，形气未充，卫表不固，抗病能力差，对外界气候变化不能很好地适应，故易受外邪侵袭，导致感冒。

2. 诊断要点

（1）以发热恶寒、鼻塞流涕、头痛、喷嚏、全身酸痛、乏力等症状为主，可伴有咳嗽、咽痛、腹泻等兼症。

（2）四时均有，多见于冬春季节，常因气候骤变、寒温失调而发病。

3. 辨证论治

（1）风寒感冒

症候：发热轻，恶寒重，头痛、周身酸痛明显，一般不出汗，鼻塞，流清涕，咳嗽，痰稀色白，食欲减退，大小便正常，舌质淡，苔薄白。

风寒感冒

治则：辛温解表。

推拿处方：开天门、推坎宫、揉太阳、揉耳后高骨、揉迎香、揉一窝风、推三关、清肺经、揉风门、揉肺俞。

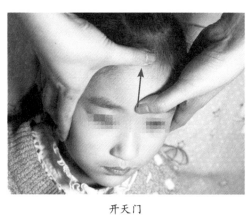

开天门

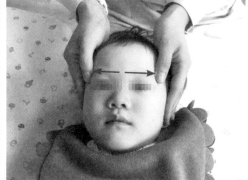

推坎宫

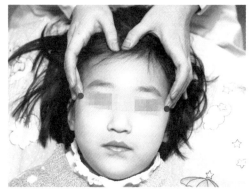

揉太阳

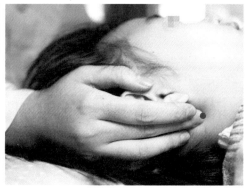

揉耳后高骨

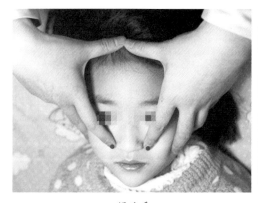

揉迎香

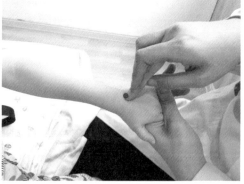

揉一窝风

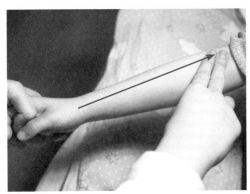

推三关　　　　　　　　　　　　　　　　清肺经

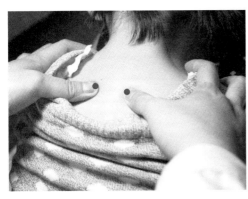

揉风门　　　　　　　　　　　　　　　　揉肺俞

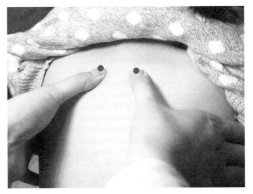

（2）风热感冒

症候：发热重，微恶风，鼻塞、流浊涕，咳嗽声重，或有黏稠黄痰，头痛，口渴喜饮，咽红、干、痛、痒，大便干，小便黄，查体可见咽部充血，扁桃体红肿，舌苔薄黄或黄厚，舌质红。

风热感冒

治则：辛凉解表。

推拿处方：开天门、推坎宫、揉太阳、揉耳后高骨、揉迎香、清肺平肝、清天河水、退六腑、揉肺俞、推脊柱。

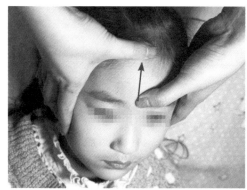

开天门

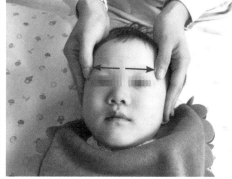

推坎宫

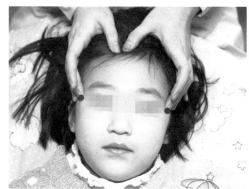

揉太阳

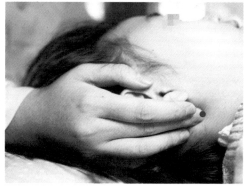

揉耳后高骨

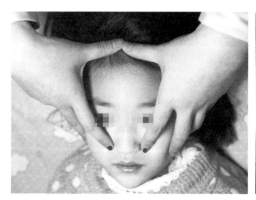

揉迎香

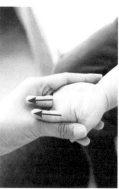

清肺平肝

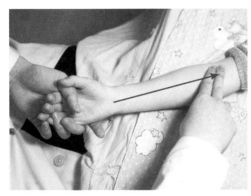

清天河水

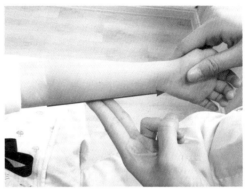

退六腑

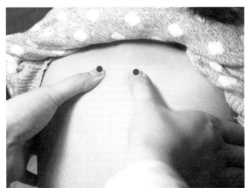

揉肺俞

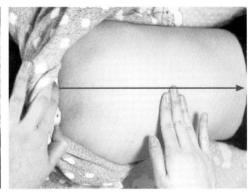

推脊柱

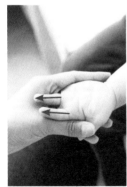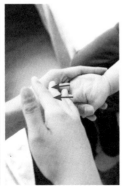

清肺平肝

（3）暑湿感冒

症候：高热无汗或高热不退，或身热不扬，头疼，身重困倦，胸闷泛恶，食欲不振，或呕吐腹泻，鼻塞流涕，咳嗽，舌苔厚或黄腻，质红。

治则：清暑解表。

推拿处方：清肺平肝、揉掌小横纹、清板门、退六腑、清天河水、下推天柱骨、揉肺俞。

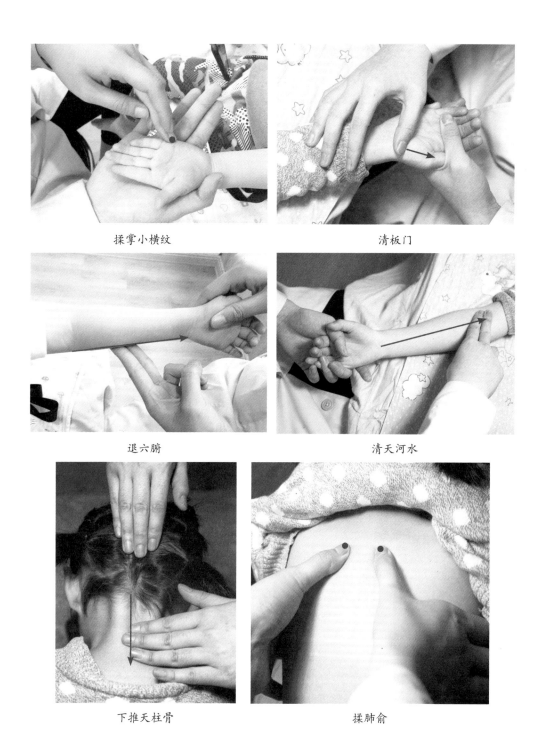

揉掌小横纹　　　　　　　　　　　清板门

退六腑　　　　　　　　　　　　　清天河水

下推天柱骨　　　　　　　　　　　揉肺俞

4. 预防调护

（1）注意休息，减少能量消耗。

（2）饮食清淡，多食易消化食物。

（3）多喝温水，增强机体代谢能力，促进毒素排出，同时以助发汗，利于降温。

（4）保证空气流通，同时注意保暖。

5. 病案举例

病案一

患儿：张某，女，两岁半。

就诊时间：2015 年 4 月 17 日。

家长代诉：鼻塞、流涕、打喷嚏两天，咳嗽一天。

现病史：两天前患儿随家人外出受风，于次日晨出现鼻塞、流清涕、打喷嚏，未处理。今日出现咳嗽，呈阵发性干咳，无发热，纳食可，大便调，舌质略红，苔微黄。

查体：体温正常，咽微红、扁桃体不大，肺部听诊（－）。

诊断：感冒（风邪犯肺）。

治则：疏风解表，宣肺止咳。

推拿处方：开天门、推坎宫、揉太阳、揉耳后高骨各 30 次，揉搓迎香（揉 10 搓 10），揉一窝风 100 次，清肺经 100 次，运内八卦 100 次，揉肺俞 30 次。并嘱咐饮食清淡，忌食鱼、虾、荤腥、生冷、甜腻之品。

二诊：鼻塞、流涕、打喷嚏症状大减，仍咳，呈刺激性干咳。推拿处方：去迎香，加揉上马 200 次。

三诊：流涕、喷嚏症除，咳嗽明显减轻，咽已不红，以上方巩固治疗，病愈。

治愈体会

感冒是小儿常见外感疾病之一，外感风寒首先犯肺，肺失宣降，而见鼻塞、流涕、打喷嚏、咳嗽等症，运用外感四大手法（开天门、推坎宫、揉太阳、揉耳后高骨）以疏风解表，揉迎香、揉一窝风、清肺经以宣肺解表，祛风散寒，通鼻窍，改善鼻塞、咳嗽诸症，对伤风感冒、鼻流清涕或鼻塞不通有良好的治疗效果，推拿治疗一次鼻塞、喷嚏、流涕症大减，针对患儿阵发性咳嗽。二诊时加揉上马以滋阴顺气散结，并嘱忌食油腻、辛发之物。

何玉华教授弟子　山东省临沂市方圆益幼堂小儿推拿调理

高级小儿推拿师　王长杰

病案二

患儿：施某，男，6个月。

就诊时间：2015年6月20日初诊。

家长代诉：流涕1天，偶咳，大便次数增多。

现病史：患儿近日初加辅食，昨夜吹空调受凉，次日喷嚏连连，流清涕较多，偶伴咳嗽，无痰，无发热等症状。现患儿精神可，面色滞，大便日7～8次，色黄稀而有泡沫，无明显异味，粪色正常。

查体：咽微红，扁桃体不大，舌质淡，苔白厚。

诊断：感冒（风寒挟滞）。

治则：宣肺散寒，运脾消食。

推拿处方：补脾经100次，揉外劳宫100次，揉一窝风150次，推三关20次，清天河水50次，头面四大手法各20次，揉迎香1分钟，逆摩腹2分钟，推上七节骨100次。

二诊：喷嚏、流涕明显减轻，腹泻每日4次，无泡沫。推拿处方去推三关，其他穴位不变。

三诊：偶流涕，无喷嚏、咳嗽，大便每日2次。继续二诊推拿处方推拿2次巩固治疗。

治愈体会

该患儿是纯母乳喂养，时值月龄六月，初加辅食，晚上开空调睡觉受凉，出现流清涕表证及腹部受凉、大便次数增多、泡沫便等症状，推拿处方治疗原则为宣肺散寒止咳。头面四大手法疏风解表，迎香疏风开窍止涕，外劳宫、一窝风、三关温热散寒，逆摩腹、推上七节骨，运脾消食以止泻。推拿治疗 2 次，症除，巩固治疗 3 次治愈。

何玉华教授弟子 河南省鹤壁市康源小儿推拿
高级小儿推拿师 杨继鹏

【何玉华老师点评】

感冒是小儿常见外感疾病之一，除常见的普通感冒、流行性感冒外，因小儿脏腑娇嫩、脾常不足、神气怯弱故又出现夹痰、夹滞、夹惊的兼证。

病案 1 患儿因外出受风出现鼻塞、流清涕、打喷嚏等外感表证，舌质略红、苔微黄、热象不显，故未使用清天河水、退六腑等清热之穴，而以"头面四大手法"加迎香为主穴推治，次日鼻塞、流清涕、打喷嚏症大减。二诊，针对刺激性干咳，原方去迎香穴加上马穴，以滋阴顺气散结推治，并嘱家长配合饮食调理。推拿三日而愈。

病案 2 患儿因出生后 6 个月余，时至添加辅食阶段，外受空调凉风吹之，辨证为：感冒（外感风寒，内有食滞）。表现为鼻流清涕、轻咳、伴大便次数增多，每日 7 ~ 8 次，粪质稀而有泡沫，有潜在脾虚之象，虽咳但不用治咳之穴，而以补脾经、揉外劳宫、揉一窝风代之，而速起效，以上证明小儿推拿中医辨证取穴的重要性。

另外，提醒读者患儿得病不会按照教科书上的症状诸证悉全，因此在辨证时有 1 ~ 2 个主证即是，而我们面对的是婴儿或幼儿，是一"哑科"之人群，患儿诸证均由家长所见而代述，而患儿"头疼"一证是家长所不能感受到的。因此在外感治疗中，首先选用"治外感四大手法"以疏风散寒治头痛，四大手法治疗感冒疗效显著，但在临床应用时大多数患儿不能很好地配合，尤其揉迎香穴时用双手示或中指同时操作在迎香穴时影响患儿鼻呼吸，因此患儿哭闹较甚，故在临床中如患儿伴有鼻塞、流涕之症选用迎香穴，推时可用示指代中指轻揉一侧迎香穴后，再揉另一侧，这样操作可大大缓解患儿哭闹而保证推治疗效。

6. 育儿小知识

感冒分为病毒性感冒和细菌性感冒两种，其中90%均为病毒感染，血液常规检查未见异常。对于病毒性感冒的治疗，不宜使用抗生素，抗生素是针对细菌起作用，若此时服用，则会造成菌群紊乱，影响身体健康。而对于明确合并肺炎、血液白细胞计数偏高者，可酌情使用。同时，可选用小儿推拿的方法治疗，并给孩子多饮水，注意休息，多吃蔬菜、水果等一些清淡的饮食，保持大便通畅。

附：反复感冒

1. 疾病定义

小儿每年感冒在8次以上，或半年之内感冒次数多于6次，称为小儿反复感冒。其与西医学"反复上呼吸道感染"相似。

2. 诊断要点

（1）反复感冒，每年感冒次数在8次以上，或半年感冒次数在6次以上。

（2）病程迁延，健康患儿感冒一般3～7天痊愈，而易感儿病程可延长至7～14天，甚至一次未愈又开始下一次，反复可达数月之久。

（3）自汗、多汗或鼻塞。

（4）不耐风寒。易感儿对气候变化适应能力特别差，对风寒刺激尤为敏感，稍有不适即可发病。

（5）纳呆少食，患儿多表现为面色萎黄或者苍白，毛发黄软无光泽。

3. 辨证论治

（1）肺脾气虚

症候：面白身寒，少汗或无汗，喜静恶动，少气懒言，语声无力，食少或脘腹胀满，大便时稀溏，时鼻塞、清涕，舌淡或舌体胖大，脉缓。

治法：补肺固表，健脾益气。

推拿处方：补脾经，补肺经，补肾经，揉上马，运内八卦，揉肺俞，揉脾俞，揉足三里，捏脊至局部微红。

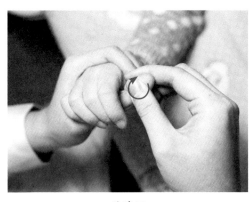

补脾经

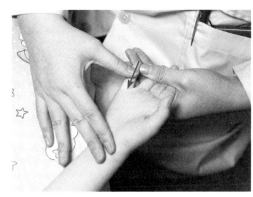

补肺经

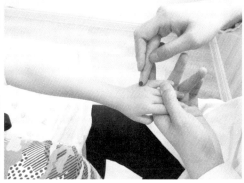

补肾经

揉上马

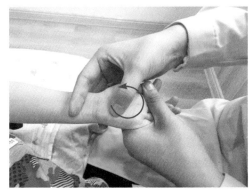

运内八卦

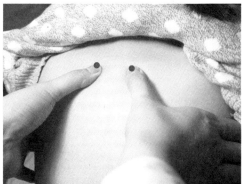

揉肺俞

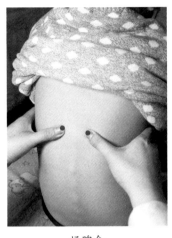
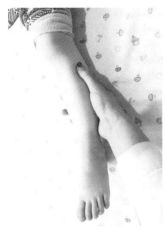
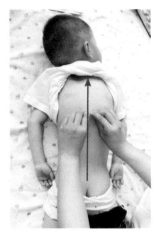

揉脾俞　　　　　　　　揉足三里　　　　　　　　捏脊

（2）肾阴不足

症候：面红身热，多汗，喜动，食多善饥，口渴喜饮水，大便干燥，扁桃体慢性肿大，舌红少苔或剥脱苔，脉有力。

治法：养阴清热。

推拿处方：补肾经，揉上马，补脾经，补肺经，运内八卦，掐肾顶，清天河水，下推天柱骨，揉肾俞、揉肺俞、揉脾俞、揉足三里，捏脊至局部微红。

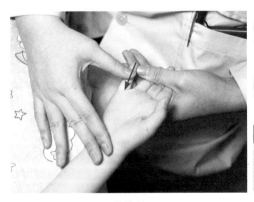
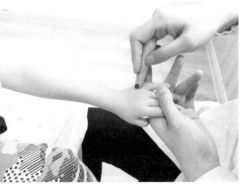

补肾经　　　　　　　　　　　　　揉上马

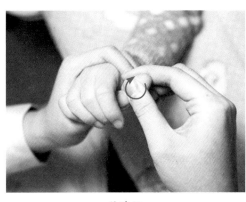

补脾经

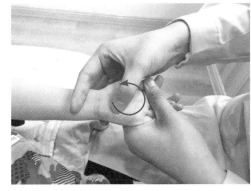

运内八卦

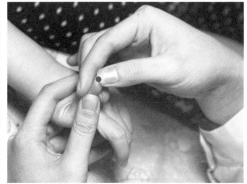

掐肾顶

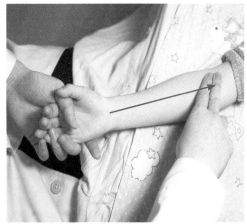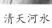

清天河水

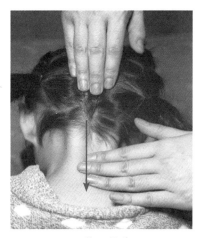

下推天柱骨

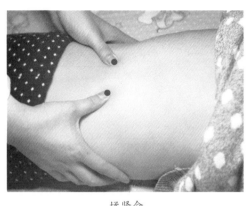

揉肾俞

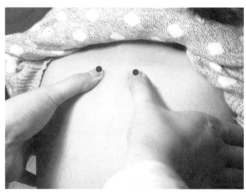

揉肺俞

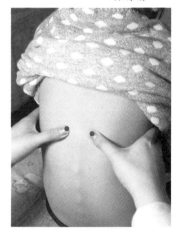

揉脾俞

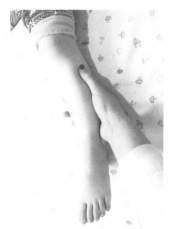

揉足三里

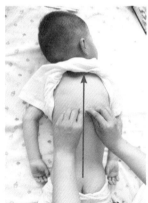

捏脊

（3）气阴两虚

症候：食欲不振，面色萎黄或苍白，形瘦喜饮，手足心热，小便淡黄，大便干燥，舌红苔少或地图舌，边有齿印，脉细数。

治法：益气养阴。

推拿处方：补肾经，揉上马，补脾经，补肺经，运内八卦，掐肾顶，清天河水，揉外劳宫，揉肾俞、揉肺俞、揉脾俞、揉足三里，捏脊至局部微红。

4. 预防调护

（1）易感儿先天禀赋不足，抵抗力差，或长期反复感冒病邪稽留不去，防护不当易反复外感。

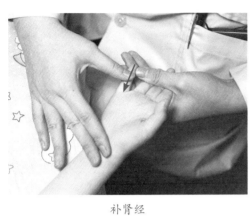

补肾经

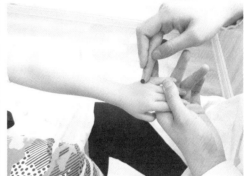

揉上马

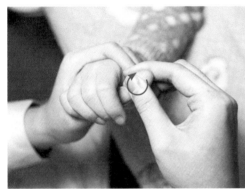

补脾经

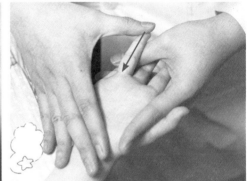

补肺经

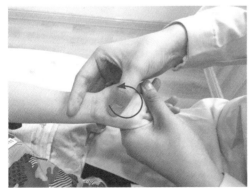

运内八卦

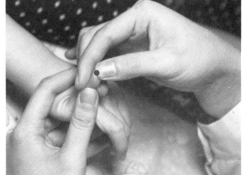

掐肾顶

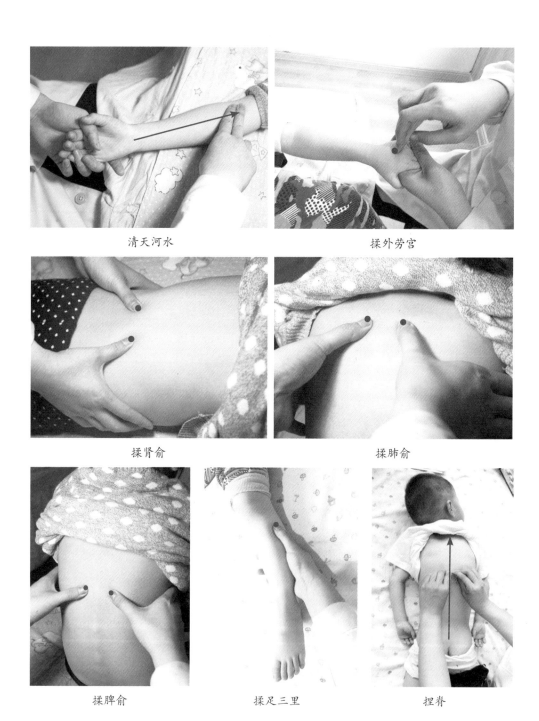

清天河水　　　　　　　　　　揉外劳宫

揉肾俞　　　　　　　　　　揉肺俞

揉脾俞　　　　　揉足三里　　　　捏脊

（2）平时宜多晒太阳，多在室外活动，增强抗病能力。

（3）根据气候变化适时增减衣物，避免过暖汗出而外感。

（4）流感易发季节，避免去密闭及人多场所，避免接触上呼吸道感染病人。

（5）生病期间注意休息，多喝热水，饮食清淡。

5. 病案举例

病案一

患儿：杨某，4岁，男。

初诊日期：2016年10月5日。

家长代诉：反复感冒、咳嗽半年，加重两月。

现病史：患儿无明显诱因经常自发感冒，咳嗽，平均1月发作1次，每次发作均以咳嗽为主。家长诉喜食，好动，多汗。前日无明显诱因再次出现流鼻涕、打喷嚏、咳嗽，大便日一行，粪质偏干。现患儿精神可，形瘦，面色萎黄。

查体：咽不红，扁不大，舌质淡红，薄白苔，双气池紫红。

诊断：反复感冒（肺脾气虚）。

推拿处方：揉小天心200次，揉一窝风200次，补脾经500次，清肺经200次，补肺经100次，平肝经300次，运内八卦500次，揉外劳宫100次，清胃经300次，清天河水100次，捏脊至局部微红。

三诊推拿后患儿已无流涕、喷嚏，咳嗽症明显缓解，气池微红，调整推拿处方：补肾经500次，揉上马200次，揉小天心100次，揉一窝风100次，补脾经500次，清肺经50次，补肺经100次，平肝经300次，运内八卦500次，揉肺俞、膏肓、脾俞、足三里各1分钟，捏脊至局部微红。共六遍，前三遍捏脊，后三遍"捏三提一"。

六诊患儿偶咳，调整推拿处方：补肾经500次，揉上马200次，补脾经500次，补肺经100次，平肝经100次，运内八卦500次，掐肾顶30次，揉肺俞、脾俞、足三里各1分钟，捏脊至局部微红。共六遍，前三遍捏脊，后三遍"捏三提一"。

推拿10次后，患儿已不咳，汗出减少，眠佳，纳食可，二便可调。进入保健推拿调理阶段，每周推拿保健两次。推拿后一个月未出现上呼吸道感染症状，12月中旬由于受凉后少量流涕，未服用药物，推拿3次愈。之后一直采用保健推拿调理，未出现反复感冒咳嗽症状，体质明显增强。

治愈体会

反复上呼吸道感染，临床主要表现为反复外感、病程迁延、自汗、多汗。发病机理为：营虚卫弱，营卫失和。卫气虚则卫外不固，易为外邪所侵；营气虚，则津失内守，故常汗出漐漐，久则真气内耗，正不抵邪。而脾为营之源，胃为卫之本，营卫之气来源于脾胃对水谷精微的化生。因此，患儿脾胃虚弱可致营卫失调、反复外感，而反复外感又进一步损伤脾胃，互为因果致病程缠绵，所以调理易感儿重点从脾胃入手。

何玉华教授弟子　何玉华小儿推拿门诊
主治医师　秦霞

病案二

患儿：张某，男，4岁半。

初诊日期：2017年3月31日。

家长代诉：反复感冒发热，平均每月1次。

现病史：无明显诱因出现反复感冒，每次感冒伴发热，基本每月1次，偶半月一次，曾在山西省儿童医院化验免疫球蛋白值均低，间断药物治疗，去年确诊为鼻炎。患儿平时大便日一行，粪质正常，伴自汗、盗汗。

查体：精神尚可，面色尚荣，咽红赤，扁桃体不大，舌质淡红，舌中及舌根剥脱。

诊断：感冒（气阴两虚）。

治则：益气养阴。

推拿处方：揉小天心300次，补肾经500次，揉上马500次，清天河水300次，运内八卦200次，清胃经200次，清补脾经300次，揉板门200次，清补肺经300次，揉肾顶400次，揉肺俞、脾俞、肾俞、三阴交各1分钟，捏脊。

疗程：治疗四次后，咽不红，舌苔渐起，无其他症状。连续推拿一个疗程（10次）后，患儿舌苔恢复正常，自汗、盗汗症状消失。坚持推拿3个疗程后，患儿生病间隔时间延长一个月，病程缩短。此后一次孩子在外打篮球受风，导致发热，距离上次生病时间间隔两个月，且3天即愈（往日皆缠绵至10日不愈）。

愈后效果：生病间隔时间延长一个月，缩短发病过程，自汗、盗汗症状均消失，舌苔恢复正常。

在一次刮大风期间，孩子在外打篮球，迟迟不肯回家，导致发热，此次生病距上次生病间隔为两个月，往日每次生病缠绵不愈至10天，而此次从发病到痊愈仅 3 天。

治愈体会

该患儿每次患上呼吸道感染，均发热，耗阴致阴液亏损，阴虚即出现盗汗；长期阴虚，阴损及阳，耗伤卫气，卫外功能弱则易感；反复呼吸道感染又易损伤脾胃之气，脾为肺之母，母病及子，造成肺气虚，出现自汗，防卫功能再次减弱，易受外邪侵袭，进而出现反复外感，互为因果。患儿舌根及舌中剥脱考虑为胃肾阴虚，且咽红赤说明阴虚有热，因此前四次治疗中重在滋肾阴（补肾经、揉上马）的同时，兼以清热（揉小天心，清天河水，清补肺经）并加以运内八卦，清胃经，揉板门，清补脾经辅以消食导滞，助其运化。第 5 次治疗后已无咽红赤之状，肺脾同补，治疗中兼顾有热稍清，无热单补之原则调理。

何玉华教授弟子　何玉华小儿推拿门诊
助理中医师　孙嘉蔓

【何玉华老师点评】

在门诊常常听到家长这样抱怨："宝宝总是感冒，每个月都得往医院跑一两趟，真是愁死人！"的确，由于幼儿免疫力比较低下，易患呼吸道感染性疾病，而反复呼吸道感染会影响孩子生长发育，给家长带来很大困扰。近些年反复呼吸道感染已成为小儿的多发病，所谓呼吸道感染包括鼻咽炎、扁桃体炎、支气管炎、毛细支气管炎及肺炎等呼吸道感染性疾病，通常以气管为界分为上、下呼吸道感染。上呼吸道感染俗称"感冒"，常见的有急性鼻炎、急性咽炎、急性喉炎、扁桃体炎；下呼吸道感染主要是指支气管炎和肺炎。若反复感染这些疾病即被称为易感儿，本病以 3~7 岁患者居多，在冬、春两季易于发生。常常一次病情未愈，又再次发生感染。一般病程较长，甚至迁延数月之久。

发生本病的主要原因有：①环境污染、被动吸烟及幼儿园或公共场所的交叉感染等。②长期挑食、偏食、厌食导致维生素及微量元素的缺乏，如缺乏钙、锌、铁、维生素 A 和 D 等，均可导致孩子营养不良、抵抗力下降。（营养不良、贫血、佝偻病）。③先天性疾病，如先天性心脏病、先天肺发育不良，免疫缺陷性疾病。④滥用抗生素，并多次更换，产生耐药，体内的平衡失调。⑤患病后治疗疗程不够，擅自停药，发热症状刚减轻就停药，细菌长期处于隐伏状态，一旦受凉，容易引发疾病。⑥滥用激素，有些家长对发热机理不了解，恨不得一下就药到病除，一些医生不耐烦家长的唠叨，或者害怕患儿家长对自己不信任从而流失病员，给孩子使用激素，久而久之，患儿产生了依赖性，免疫力也因此受到影响。⑦临床误诊，如婴幼儿哮喘，尤其是咳嗽变异性哮喘最易误诊。⑧不良习惯。有些孩子睡前吃东西或抱奶瓶入睡容易诱发咳嗽及感冒。

小儿反复呼吸道感染，虽然与气候环境因素、体质因素和治疗因素等有关，但其中以体质为主要因素，即与机体的免疫力有密切关系。反复呼吸道感染的儿童，先天禀赋不足，后天又失于调护，体质弱，易发本病。但体质的调理，免疫功能的提高不是短时间能达到的，需循序渐进。本病的病机主要是由于脾肺气虚，且鉴于小儿"脾常不足"的生理特点，认为本病采用"虚则补其母"，以"培土生金"法，在治疗中抓住"脾土"这一环节，能够显著提高疗效。另外，如果不是感染特别严重，或者高热持续不退，抗感染治疗过程中应尽量避免长期、大量使用抗生素，临床观察静脉点滴抗生素的频率越高，时间越长，再次感染的概率就越大。其中的机理尚待进一步研究。

《素问·四气调神大论》："是故圣人不治已病治未病，不治已乱治未乱，此之谓也。"将中医"治未病"的理念引入到本病的预防治疗中，重点在于预防发作和减少复发次数，增强机体的抵抗力，中医对本病的防治方面有明显的优势，尤其在降低复发率、改善免疫力方面疗效突出。

二、发热

1. 疾病定义

发热是指体温高于正常或自觉发热的一种临床常见症状。引起发热的病因不同，症状各异。一般而言，可分为外感发热及内伤发热两大类。外感发热邪气多从口鼻或皮毛而入，多见恶寒发热，但热不寒，或寒热交替；内伤发热多为体内气血阴阳失和所致，表现为低热或潮热，来势较缓，病程较长。

2. 诊断要点

体温异常升高，腋下温度37.4℃以上，常伴有其他原发病症状。

3. 辨证论治

（1）外感风寒

症候：发热，头痛，无汗，鼻塞，流涕，苔薄白，指纹鲜红。

治则：发汗解表散寒。

外感风寒

　　推拿处方：开天门、推坎宫、揉太阳、揉耳后高骨、揉外劳宫、推三关、掐揉二扇门、揉迎香、拿风池。

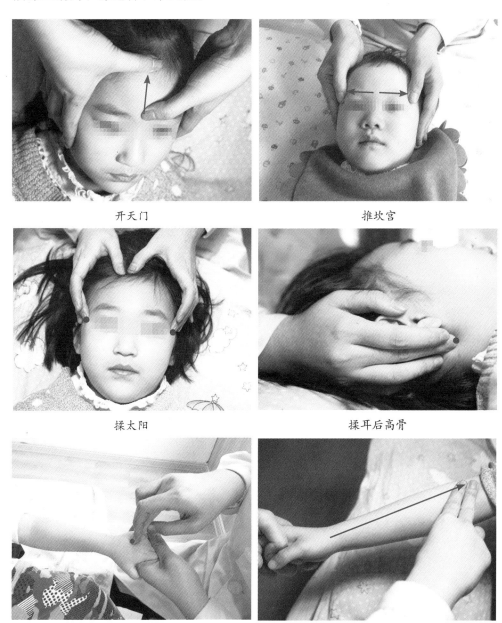

开天门　　　　　　　　　　　　　　推坎宫

揉太阳　　　　　　　　　　　　　　揉耳后高骨

揉外劳宫　　　　　　　　　　　　　推三关

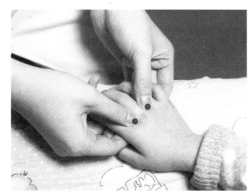

掐揉二扇门

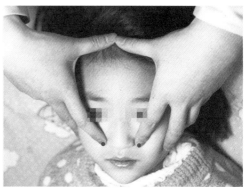

揉迎香

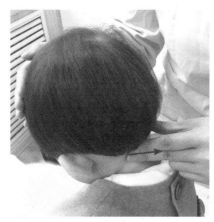

拿风池

（2）外感风热

症候：发热，微汗出，口干，鼻流黄涕，苔薄黄，指纹红紫。

外感风热

治则：疏风清热解表。

推拿处方：开天门、推坎宫、揉太阳、揉耳后高骨、清天河水、清肺经、清肝经、退六腑、擦大椎至局部微红。

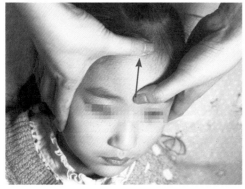

开天门

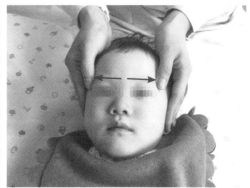

推坎宫

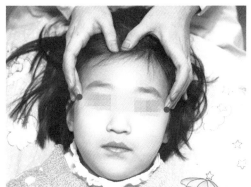

揉太阳

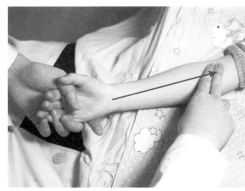

揉耳后高骨

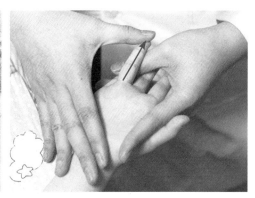

清天河水

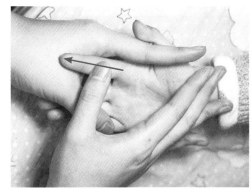

清肺经

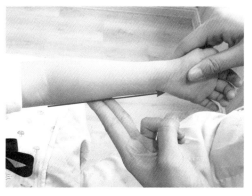

清肝经

退六腑

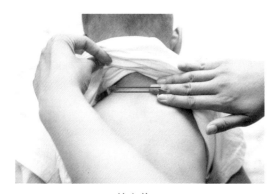

擦大椎

阴虚内热

（3）阴虚内热

症候：午后发热，手足心热，形瘦，盗汗，食欲减退，脉细数，舌红苔剥，指纹淡紫。

治则：滋阴清热。

推拿处方：补肾经、补肺经、揉上马、清天河水、揉内劳宫、推脊、揉涌泉、按揉足三里。

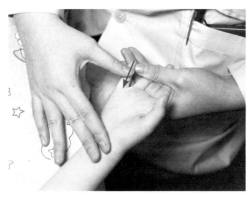

补肾经

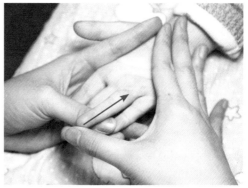

补肺经

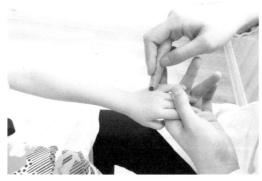

揉上马

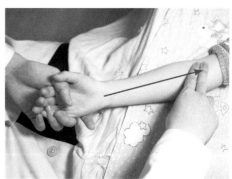

清天河水

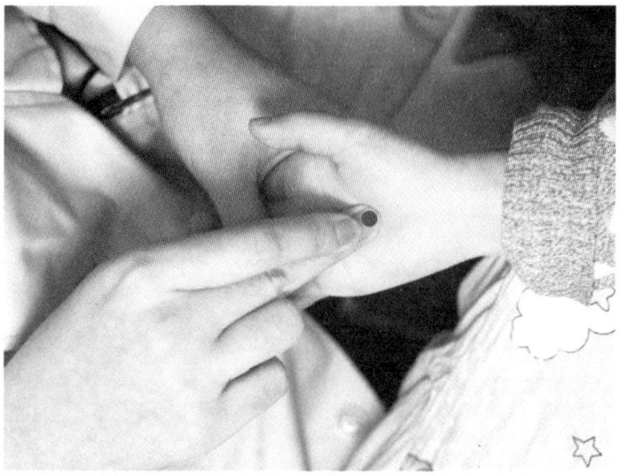

揉内劳宫

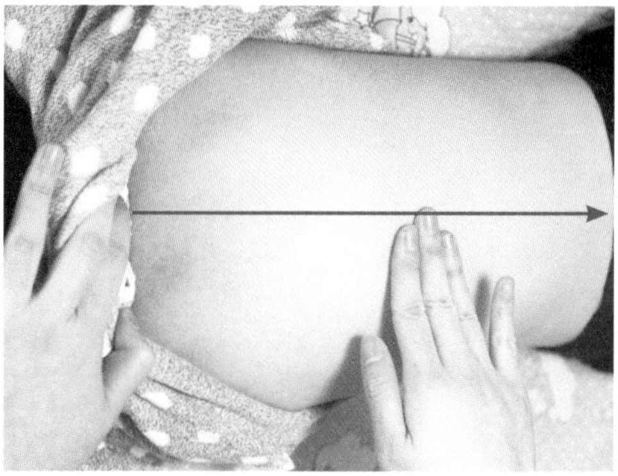

推脊

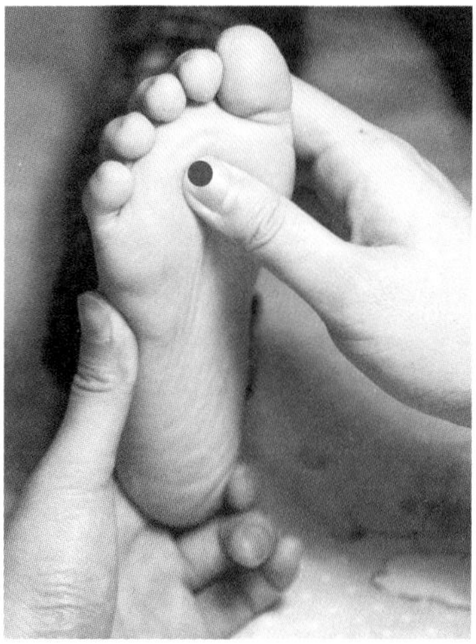

揉涌泉

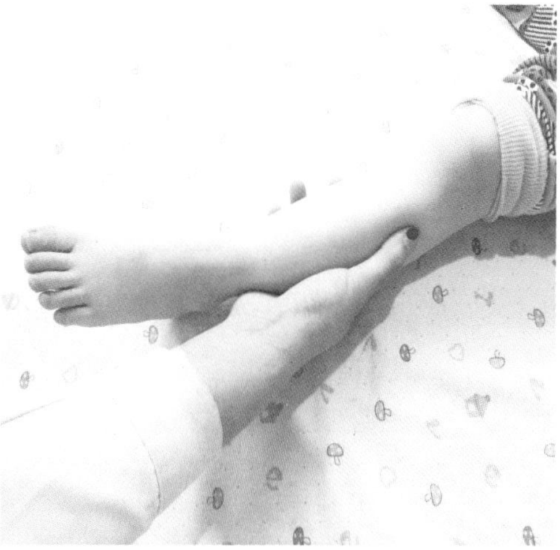

按揉足三里

（4）肺胃实热

症候：高热，面红，气促，不思饮食，便秘，烦躁，渴而引饮，舌红苔燥，指纹深紫。

肺胃实热

治则：清泻里热，理气消食。

推拿处方：清肺经、清胃经、清大肠经、揉板门、清天河水、揉上马、退六腑、推脊、揉涌泉。

4. 预防调护

（1）卧床休息，减少能量消耗。

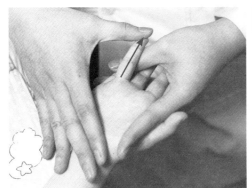

清肺经

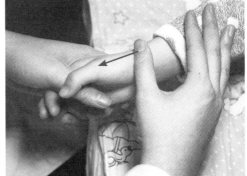

清胃经

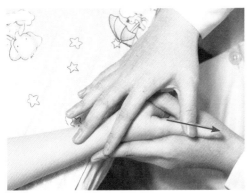

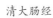

清大肠经

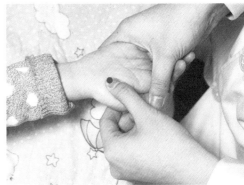

揉板门

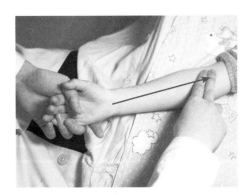

清天河水

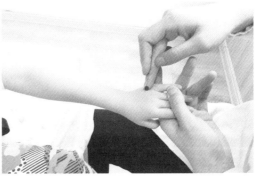

揉上马

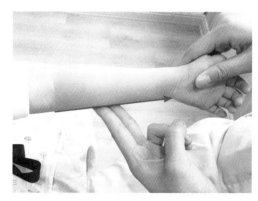

退六腑

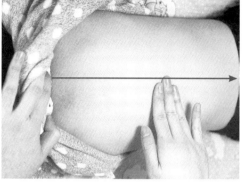

推脊

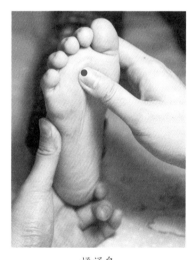

揉涌泉

（2）忌食鸡蛋、牛奶、肉类等高热量食物。

（3）多喝热水，以助发汗，利于降温。

（4）保证空气流通，同时注意避免风寒。

5. 病案举例

病案一

患儿：范某，男，6岁。

就诊日期：2017年2月24日。

家长代诉：发热伴咽痛半天。

现病史：患儿平素反复扁桃体化脓，以往每次发病都选择输液治疗。一周前因扁桃体化脓输液痊愈后，今日无明显诱因突然发热，咽痛，体温最高37.8℃，大便尚可，每日1次。家长恐其再度引发扁桃体问题及输液治疗，已自服头孢类抗生素，欲尝试小儿推拿治疗，故求治于我门诊。患儿平时食欲旺，喜肉食，既往有高热惊厥史。

查体：精神尚可，两腮红，舌质淡红，舌尖红，苔黄厚，咽红，扁桃体右侧Iº 肿大，咽后壁可见滤泡增生。

诊断：发热（肺胃实热）。

治则：清热泻火，利咽消积。

推拿处方：揉上马500次、补肾经500次、清心经500次、清肝平肺500次、揉内劳宫300次、清天河水300次、退六腑300次、掐揉合谷100次、揉风池

100 次、揉扁桃体双侧 300 次、推涌泉 50 次、揉太溪 50 次、揉足三里 50 次。

二诊：患儿凌晨四点发热，体温 38.8℃，口服退烧药。约 1 小时体温下降至 38℃，下午高热 39℃，口服退烧药后体温有所下降，未测。自述咽干疼。

查体：咽红赤充血，唇红而干，舌质红，苔微黄厚腻。治疗同前，合谷、涌泉、太溪穴加大刺激及次数至每穴 100 次。

三诊：昨晚约 10 点 40 分左右，体温 38.5℃，口服泰诺林，热退，咽部症状减轻，咽红充血。治疗同前。

四诊：体温已正常，咽略干，但已不疼，病情平稳，推拿以健脾养阴清余热为重点调理善后。

处方：清板门 300 次、揉四横纹 300 次、揉上马 300 次、补肾经 300 次、补脾经 200 次、清天河水 200 次、揉扁桃体 300 次、拿风池 300 次、揉腹、揉足三里、揉太溪、揉涌泉、揉太冲。

治愈体会

患儿长期反复扁桃体化脓致高热，本次刚出院一周再次发热。中医认为久病伤阴，阴液不足则无以制阳，另患儿平素食欲旺盛，喜肥甘厚味，易伤脾土，致气机不畅，脾胃升降失职，脾湿不化而发热。故治疗初期应以清热泻火为主，热退后，以清热滋阴为主，以顾护脾胃为重点。整个治疗期间虽口服退烧药，但发热间隔明显延长。家长反映疗效良好，本次发病虽高热但未输液，仅口服消炎药三天，身体便恢复正常，乐为儿坚持推拿调理体质，并嘱家长今后对患儿的饮食调护方面注意清淡，适当增荤，避免食用海鲜、辛辣之物及暴饮暴食。

何玉华教授弟子　何玉华小儿推拿门诊
高级小儿推拿师　赵韫川

病案二

患儿：罗某，女，一岁五个月。

就诊时间：2016 年 2 月 17 日。

家长代诉：发热伴喷嚏、流涕 10 小时。

现病史：昨晚外出受风而发热，最高 38.5℃，给予物理降温，今晨体温降至 38℃，伴流鼻涕、喷嚏症，大便日一次、质软、但有臭味，近日食欲差，口中有异味（口臭）。

查体：患儿精神尚可，面呈滞色，舌质微红，苔白厚，咽微红，扁桃体不大。

诊断：发热（风寒夹积）。

治则：疏风解表、化积消滞。

推拿处方：分手阴阳（重分阳）300次、清胃经200次、清补脾经200次、揉板门100次、推揎四横纹100次、运内八卦100次、清天河水300次、开天门50次、推坎宫50次、揉太阳50次、揉耳后高骨50次、下推天柱骨50次、下推脊6遍。

二诊：家长诉昨天推拿后，患儿体温已下降至37.2℃。食欲增加。

查体：咽微红、舌苔厚白，效不更方，个别穴位调整，主方重分手阴阳改为平分手阴阳，去下推脊，改揉上马100次，巩固治疗。

三诊：推拿后热已退，口中异味明显改善，嘱患儿家长平时注意清淡饮食，规律生活，注意适时增减衣物。

治愈体会

本例患儿发热因外受风寒侵袭兼内有积滞，食滞郁热而致病，治疗以表里双解、解表为主，推拿治疗一次后当晚体温降至37.2℃，且食欲有增，此时随着疾病的改善，穴位处方稍加调整，重分阳改为平分手阴阳，调节体内阴阳平衡，辅以健脾助运之法调理一次体温正常，知饥欲食，三次诸证告愈。

何玉华教授弟子　何玉华小儿推拿门诊

高级小儿推拿师　何申

【何玉华老师点评】

发热是儿科常见的疾病之一，可根据病邪证候特点，分为外感和内伤两大类，一般以外感发热者居多，其中又以食积便结者为多，发热仅作为一个症状出现，各种疾病都可伴有发热症状出现，小儿发热又常与肺、胃、大肠较为密切，在辨证上应辨明引起发热的病因和兼证及性质，同时注意病邪的深浅，小儿体质的强弱权衡正邪消长的程度，以正确地指导治疗。

病案一患儿以发热为主症，在接诊中发现患儿罹患扁桃体化脓，且每次发热均以扁桃体化脓—高热—输液的演变规律结束疗程，本次发病于"扁桃体化脓"高热初愈一周，再次引起发热，如此恶性循环与反复抗生素的使用后，导致患儿自身免疫力下降，发病更加频繁，因此在推拿治疗中祛邪不忘扶正，清热必护阴液，在此基础上消除抗生素对身体长期积累的毒素，消除孩子成长过程中的阻力，因患儿有高热惊厥史，所以家长在体温38℃时已自服退热及头孢类药物"自护"。本案发热反复扁桃体化脓，给我们的启示：①发热经过治疗后体温正常，是否需终止治疗或继续调护；②发热后的饮食调护。

相比病案一来讲，病案二发病及症状较轻，内有积滞、外感风寒之症，在治疗中推拿师善用分手阴阳穴，辨证取穴思路清晰，有效去除病症，次日热退、欲食，三诊巩固治疗。

以上两病案中，充分体现中医辨证取穴应用之精华，同时对于患儿的饮食调护及生活起居方面是每一位推拿老师必须向患儿家长进行宣传教育的一个重要内容。

6. 育儿小知识

（1）孩子发热只是一个症状，可出现在多种疾病当中，家长要引起重视，勤测体温；一般高热者，每四小时测体温一次，中等发热每六小时测体温一次。若孩子突发高热，并伴有咽部疼痛，多考虑咽喉等疾病。

（2）孩子进食、运动、哭闹或室内温度过高，孩子体温均会升高，若未超37.5℃，且孩子精神良好，无其他不适，不作病论。

（3）3岁以下孩子体温调节中枢发育不完善，孩子偶尔发热是机体正常免疫反应，若反复发热需去医院就诊。

（4）腋温37.4~38℃为低热；38.1~39℃为中热；39.1~40℃为高热；>40℃为超高热。

（5）孩子发热体温不超过38.5℃，可暂不予退烧药，让孩子多喝热水，配合温水擦拭、退热贴等物理降温法；体温超过38.5℃需给予退烧药，必要时去正规医院就诊，以免延误病情。

（6）水银体温计腋下测温法：先将汞柱甩到35℃以下，将水银头放在腋窝中间（若腋下有汗要擦干），用手臂夹住温度计，5分钟后取出读数。若使用电子体温计，需经常进行校准。

（7）发热食欲不振的孩子，千万不要勉强其进食。应顺其自然，待有饥饿感时再吃，相应少量多次饮水，注意补充水分。

（8）6个月至2岁的小儿有不明原因的高热时，要想到幼儿急疹的可能性，不必因高热不退而频繁去医院，避免交叉感染其他疾病。

（9）高热时及时服用退热药，以防发生惊厥。曾经发生过高热惊厥的患儿在感冒时，家长要密切观察其体温变化，一旦体温达38℃以上时，应积极退热。

三、咳嗽

1. 疾病定义

咳嗽是小儿肺系疾病主要症状之一，有声无痰谓之咳，有痰无声谓之嗽，有痰有声谓之咳嗽。一年四季均可发病，但以秋、冬季节较多，不论外邪侵袭，或内因所伤，均可引起。

2. 诊断要点

（1）以咳嗽为主要表现，多有感冒发热病史。

（2）好发于冬、春季节，常因气候变化引发。

（3）肺部听诊：双肺呼吸音粗，或可闻及干湿性啰音；胸片：支气管或肺纹理增粗或紊乱。

3. 辨证论治

（1）外感咳嗽

1）风寒咳嗽

症候：咳嗽频频、痰白清稀，喉痒声重，鼻流清涕，恶寒重，发热轻、无汗、苔薄白、脉浮紧、指纹淡红。

风寒咳嗽

治则：祛风散寒，宣肺止咳。

推拿处方：开天门，推坎宫，揉太阳、揉耳后高骨，揉一窝风，推三关，运内八卦，分推胸八道，揉风门，揉肺俞或擦风门、肺俞至透热为度。

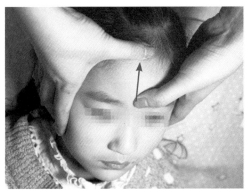

开天门

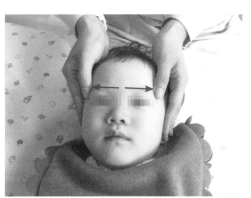

推坎宫

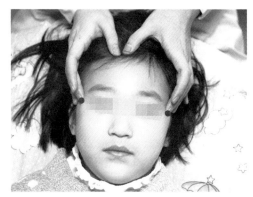

揉太阳

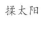

揉耳后高骨

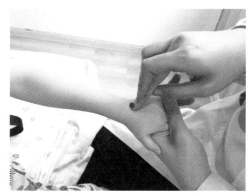

揉一窝风

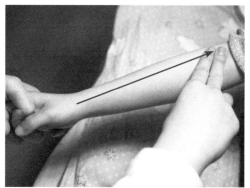

推三关

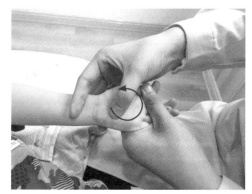

运内八卦

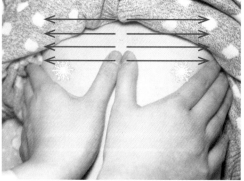

分推胸八道

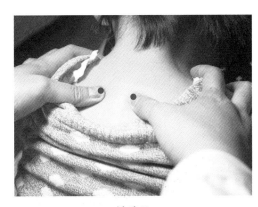

揉风门

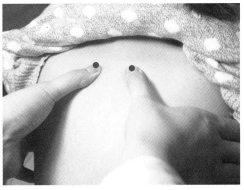

揉肺俞

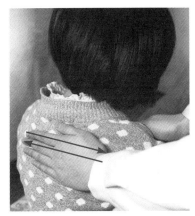

擦风门、肺俞

2）风热咳嗽

症候：痰黄黏稠，咽喉疼痛，鼻流浊涕，恶寒轻，发热重，口渴舌红苔薄黄，脉浮数，指纹紫红。

风热咳嗽

治则：疏风清热，宣肺止咳。

推拿处方：开天门、推坎宫、揉太阳、揉耳后高骨、清肺平肝、运内八卦、清天河水、分推胸八道、揉膻中、揉风门、分推肩胛、揉肺俞。

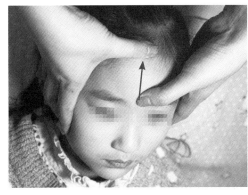

开天门

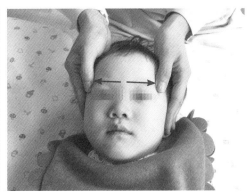

推坎宫

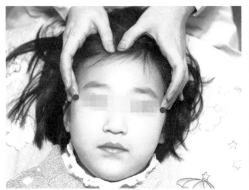

揉太阳

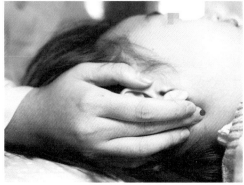

揉耳后高骨

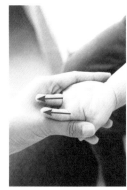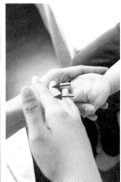

清肺平肝

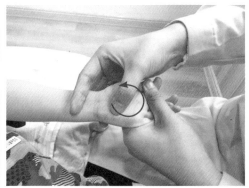

运内八卦

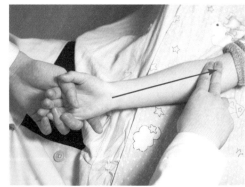

清天河水

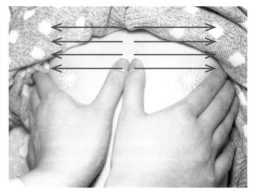

分推胸八道

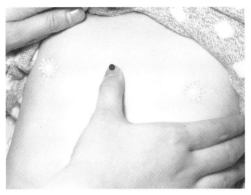

揉膻中

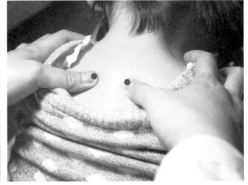

揉风门

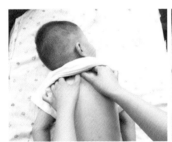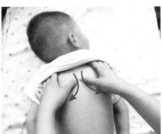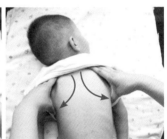

分推肩胛

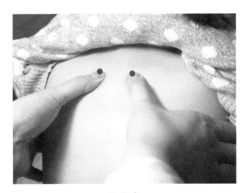

揉肺俞

痰湿咳嗽

（2）内伤咳嗽

1）痰湿咳嗽

症候：咳嗽痰多、色白清稀、胸闷纳呆、神倦乏力、舌淡、苔白腻。

治则：健脾除湿、化痰止咳。

推拿处方：补脾经，清肺经，运内八卦，揉膻中，揉天突，揉中脘，分推胸八道，揉足三里，揉丰隆，揉风门，分推肩胛，揉肺俞。

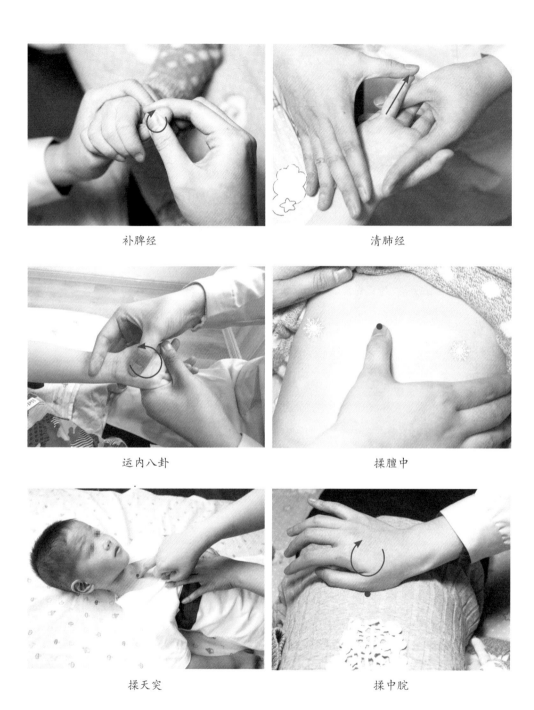

补脾经

清肺经

运内八卦

揉膻中

揉天突

揉中脘

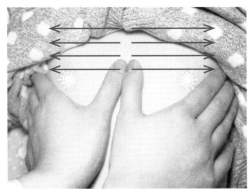

分推胸八道

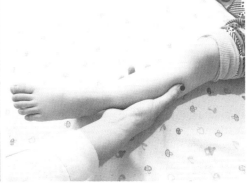

揉足三里

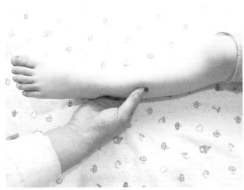

揉丰隆

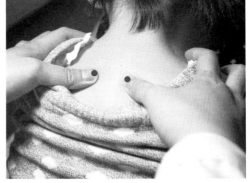

揉风门

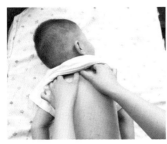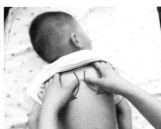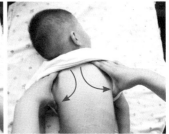

分推肩胛

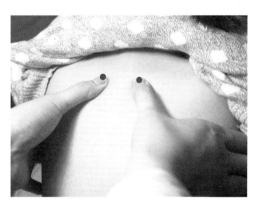

揉肺俞

2）气虚咳嗽

症候：咳短无力，痰白质稀、面色㿠白，气短懒言、畏寒、舌淡嫩。

气虚咳嗽

治则：补肺益气，化痰止咳。

推拿处方：补肺经，补肾经，补脾经，运内八卦，揉膻中，揉气海，揉丰隆，揉肺俞，分推肩胛。

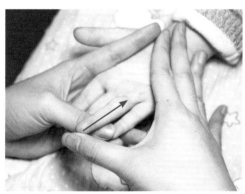

补肺经

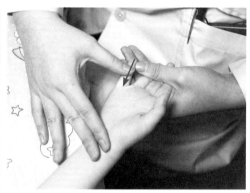

补肾经

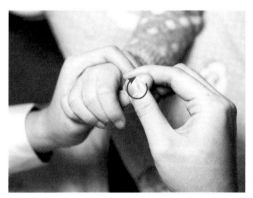

补脾经

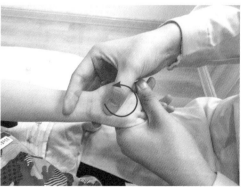

运内八卦

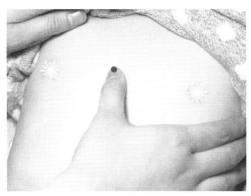

揉膻中

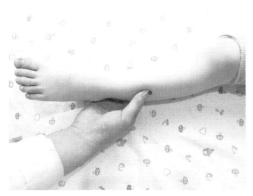

揉气海

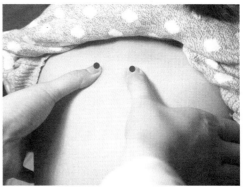

揉丰隆

揉肺俞

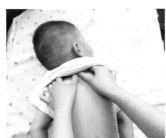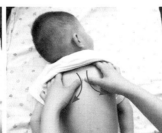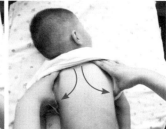

分推肩胛

3）阴虚咳嗽

症候：干咳无痰，或少痰黏稠、口渴咽干、喉痒声嘶、手足心热、潮热盗汗、舌红少苔或无苔、指纹紫。

治则：滋阴，止咳。

阴虚咳嗽

推拿处方：清肺经，补肾经，揉上马，运内八卦，揉掌小横纹，清天河水，揉膻中，分推胸八道，揉肺俞，揉肾俞，揉涌泉。

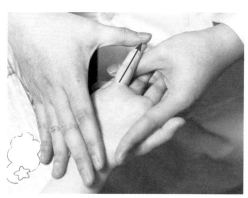

清肺经

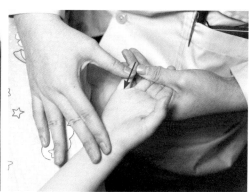

补肾经

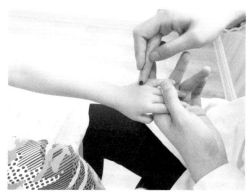

揉上马

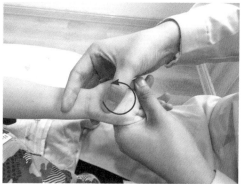

运内八卦

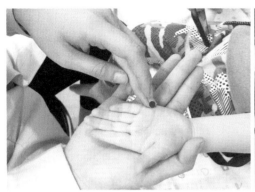

揉掌小横纹

清天河水

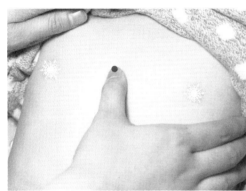

揉膻中

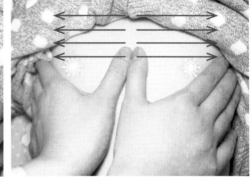

分推胸八道

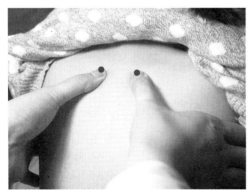

揉肺俞

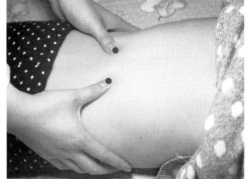

揉肾俞

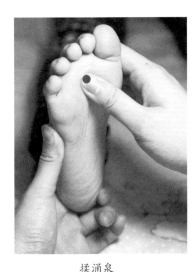

揉涌泉

4. 预防调护

（1）防咳先防感，平时加强锻炼，增强宝宝抵抗力。

（2）保持室内空气清新，开窗换气。

（3）咳嗽期间饮食宜清淡，忌辛辣、油腻及过甜、过硬食物。

（4）婴幼儿尽量不要改变原有喂养方式，咳嗽时应停止哺喂或进食，以防食物呛入气管。

（5）咳嗽痰多者，父母多帮宝宝拍背，以助排痰。

5. 病案举例

病案一

患儿：李某某，4岁半。

初诊时间：2015年7月17日。

家长代诉：咳嗽1周。

现病史：患儿1周前无明显诱因出现咳嗽，干咳少痰，无其他不适，曾就诊于某医院确诊为"支气管炎"，给予口服止咳消炎药效果欠佳。昨日咳嗽加重，甚时咳而胸痛，咳嗽频作影响睡眠。饮食可，大便干，额下唇红、舌质红、舌苔黄厚。

查体：患儿精神一般，咽红，扁桃体无肿大。

听诊：支气管呼吸音粗，双肺未闻及明显干、湿啰音。

诊断：咳嗽（肺热津伤）。

治则：滋阴清热，宣肺止咳。

推拿处方：清肺经500次，掐揉四横纹50次，揉掌小横纹100次，揉上马100次，清天河水200次，揉涌泉300次，清胃经200次，推四横纹100次，运内八卦200次，推胸八道50次，揉天突、膻中、风门、肺俞各200次。

二诊：咳嗽有所缓解，大便通，质偏干，继续原方治疗，嘱患儿忌食生冷。

连续推拿九次后，十诊：患儿咳嗽频率较前明显减轻，咳嗽间隔时间延长，现大便每日 1 次，粪质可，改清肺经为 200 次，补肺经为 100 次，余不变。

治愈体会

咳嗽是小儿肺系疾病常见病症之一，有外感、内伤之分，均与肺气宣降失调有关。此例患儿属里热偏盛，治疗应侧重于清热。清天河水、清肺经、揉涌泉以通郁祛邪，滋阴清热；揉膻中、肺俞，分推胸八道理气化痰，宣肺止咳。

何玉华教授弟子　河南省鹤壁市康源小儿推拿

高级小儿推拿师　杨继鹏

病案二

患儿：赵某，男，1 岁半。

初诊日期：2015 年 9 月 6 日。

代诉：间断咳嗽 1 月余。

现病史：患儿 1 月前因肺炎住院，10 天痊愈出院后仍偶发咳嗽，有痰且咳声低微，早晚较重，不伴发热、流涕等症状，纳呆，便干，为求彻底治愈，就诊于我处。现患儿精神尚可，面色萎黄、舌质淡苔薄。

查体：咽微红、扁桃体无肿大；听诊肺部未闻及明显干、湿啰音。

诊断：咳嗽（肺脾气虚）。

治则：健脾益气，止咳化痰。

推拿处方：分手阴阳 200 次，补脾经 300 次，补肾经 200 次，揉板门 200 次，推掐四横纹 300 次，揉掌小横纹 100 次，补肺经（补后加清）补 100 次清 300 次，运内八卦 300 次，揉上马 200 次，清天河水 300 次。

连续推拿六次后，七诊：患儿食纳增，咳嗽咳痰证消失，面色转红润，大便每日 1 次，质软。

治愈体会

该患儿间断咳嗽 1 月，有痰且大便干硬等症状，其根源在于患儿自身脾胃虚弱，脾气虚而导致肺的宣发和肃降功能异常。初诊时推拿以健脾益气为主治疗，取补脾经、补肾经、运内八卦、重揉板门、推掐四横纹等主穴。连续推拿六次后，患儿诸症好转，继续巩固治疗 1 周痊愈结束治疗。

何玉华教授弟子　甘肃贝倍康小儿推拿调理中心

高级小儿推拿师　张小贤

病案三

患儿：孙某，男，1岁。

初诊日期：2017年3月25日。

代诉：咳嗽3天。

现病史：患儿平素食欲旺盛，喜肉食，3天前因晚餐食排骨一块出现咳嗽，刺激性干咳，夜间咳甚，影响睡眠，咳甚时则出现呕吐伴浊涕，上腹部不适，近3日排便1次，粪质干硬，排便费力，无发热、腹泻等不适主诉。

查体：患儿精神可，右颊微红，舌质红，苔黄厚。咽红，扁桃体不大，双肺呼吸音清。

诊断：咳嗽（食积咳嗽）。

治则：运脾消食、清热止咳。

推拿处方：分手阴阳300次、清脾300次、清胃经500次、清肝200次、推四横纹400次、揉掌小横纹300次、补肾经300次、清天河水500次、揉上马200次、揉膊阳池200次、顺摩腹2分钟、按揉大椎100次、捏脊5遍。

二诊（3月27日）：咳嗽明显减轻，晨5~7时轻咳，咽微红，扁桃体不大，揉舌质微红，剥脱苔，微黄。治疗同前。

三诊（3月29日）：偶咳，无特殊不适。治疗推拿处方：一诊方加补肺经20次，揉太渊1分钟。

治愈体会

患儿咳嗽病因明确，缘于三天前晚餐食排骨后引咳，咳甚时引吐，伴上腹部不适，大便干结，辨证属食积内伤咳嗽，临床此型常见。饮食积滞的病理变化，并由胃入肺而咳，这是因为小儿脾常不足，饮食无节制，食肥甘厚味之品积滞在脾胃中，影响肺宣发肃降之功而引咳，治疗以运脾消食、清热止咳为大法，治疗三次而愈，效果满意。

何玉华教授弟子　泰和集团卫生所

高级小儿推拿师　尹海明

【何玉华老师点评】

咳嗽，是小儿肺系疾病常见症状，小儿脏腑娇嫩，易感外邪，邪从口鼻而入，或从皮毛而受，均先犯肺。外感或脏腑功能失调均会影响及肺导致咳嗽。无论何种原因导致的咳嗽，痰都是重要的病理产物，也是重要的致病因素。"脾为生痰之源，肺为贮痰之器"，"肾主司水液，为生痰之本"，小儿又有肺、脾、肾不足的生理特点，故而易生痰，痰阻气道，肺气失宣，而致咳嗽加重。小横纹、掌小横纹分别对消除肺的干、湿性啰音有较好的疗效，能促进呼吸道炎性分泌物的吸收与消散。通过临床观察，3岁以下患儿多不会咳痰，使痰阻喉间，咳嗽加重，痰液过多或痰黏者，用催吐或引痰下行之法，以祛痰速去。

病案一为里热偏盛，治疗重清热，宣肺化痰；病案二的治疗见咳不治咳，以调补脾土为主，整个治疗思路以"培土生金"调整脏腑气机升降而使咳自愈；病案三食积而咳，右颊微红，舌质红苔黄，兼肺热之状，治疗以运脾消食、清热止咳为主。小儿咳嗽期间，应清淡饮食，忌海鲜等辛发之物，甚避风寒，防止受凉感冒。

需要提醒的是，咳嗽是一种防御性反射反应，可以阻止异物吸入，防止支气管分泌物的积聚，清除分泌物，避免呼吸道继发感染。但在临床工作中，我们经常会遇见一些长期咳嗽（1个月以上）的孩子，家长们总以为孩子是感冒后嗓子发炎引起的咳嗽，于是断断续续地给孩子不断地吃不同的抗生素，甚至不停地给孩子输液，可是总感觉不能去"根"，这是怎么回事呢？其实，咳嗽的原因有很多，它不仅涉及呼吸系统，有些还与耳鼻咽喉、消化系统疾病等有关。咳嗽原因很多，在治疗咳嗽时，不主张长期服用抗生素，要找出病因，在治疗原发病的基础上，选择适当治疗方法。

6. 育儿小知识

宝宝咳嗽哪种情况需去医院？

（1）咳嗽伴有发烧症状，体温超过38.5℃，在发烧的24小时后带宝宝去医院检查。

（2）宝宝表现出大声呼吸且呼吸很费力，脸色有憋气样的紫红，并不断干咳，要检查他的气管有无异物卡住，紧急处理后，带宝宝到医院检查。

（3）尽管感冒已经好了，但宝宝仍然咳嗽，仍需去医院再检查一次，确认没有其他感染。一般来说，宝宝持续咳嗽6周，说明隐藏着更严重的原因，如哮喘、支气管炎症等，要在医生帮助下找出病因，对症用药。

宝宝咳嗽是先止咳还是先化痰？

止咳不等于镇咳，大量痰液积聚于气道，一是会导致气流不畅，再者易继发感染，咳嗽是机体防御反应，可利于气道分泌物的排出，若一咳嗽就服用止咳药，则痰液不能排出，留于体内，肺气不得宣发，阻塞气道，故而咳嗽更甚，因此对于咳嗽有痰的孩子一定要先化痰再止咳。

小儿咳嗽期间有什么东西不能吃？

（1）寒凉食物：咳嗽时不宜吃冷饮，身体一旦受了寒，饮入寒凉之品就容易造成肺气闭塞，症状加重，日久不愈。

（2）肥甘厚味食物：多吃肥甘厚味可产生内热，加重咳嗽，且痰多黏稠，不容易咳出。对于哮喘的患儿，过食肥甘可致痰热互结，阻塞呼吸道，加重哮喘，使疾病难以痊愈，油炸食品可加重胃肠负担，且助湿助热，滋生痰液，使咳嗽难以痊愈。

（3）鱼腥虾蟹：咳嗽患儿在进食鱼腥类食品后咳嗽加重，这与腥味刺激呼吸道和对鱼虾食品的蛋白质过敏有关。对某些鱼、蛋过敏的小孩子更应注意。

（4）甜酸食物：酸食常敛痰，使痰不易咳出，以致加重病情，使咳嗽难愈。咳嗽时苹果、香蕉、橘子、葡萄等都不宜吃，吃甜食也会助热，使炎症不易治愈。民间有"生梨炖冰糖"治疗咳嗽的习惯，这种吃法对咳嗽初起（新咳）是不妥当的。

（5）橘子：许多人认为橘子是止咳化痰的，实际上，橘皮确有止咳化痰的功效，但橘肉反而生热生痰。而一般的孩子不可能不吃橘肉只吃橘皮。

（6）吃得太咸：吃得太咸易诱发咳嗽或使咳嗽加重。

四、肺炎喘嗽（肺炎）

1. 疾病定义

肺炎喘嗽是临床以气喘、咳嗽、痰鸣、发热为主症的肺系疾病。中医认为小儿肺炎喘嗽有外因和内因两大类。外因责之于感受风邪，小儿寒温失调，风邪夹热或夹寒外袭而为病，其中以风热为多见。内因责之于小儿肺气虚弱，卫外不固，如先天禀赋不足，或后天喂养失宜，则致正气虚弱，腠理不密，易为外邪所感。现代医学认为支气管肺炎大都由肺炎链球菌所致，主要病变散布在支气管附近的肺泡，支气管壁及黏膜发炎，有时小病灶可融合成为较大范围的支气管肺炎。肺炎喘嗽是中医的病名，相当于西医学中的肺炎。

2. 诊断要点

（1）突发发热、气喘、咳嗽、鼻煽、痰鸣或反复间断咳嗽时间长，突然加重者，严重可出现喘促不宁、烦躁不安、面色发绀、高热持续不退等。

（2）新生儿可出现不乳、口吐白沫、精神萎靡症状，而上述临床表现不典型。

（3）血液常规检查：细菌引起者，白细胞计数增高，中性粒细胞计数增多；病毒感染者，白细胞总数减少，稍增或正常。

（4）肺部听诊：可闻及喘鸣音，或干湿性啰音；胸片：肺纹理增多紊乱，或见小片状、斑点状模糊影。

3. 辨证论治

（1）风寒闭肺：恶寒发热，无汗不渴，咳嗽气急，痰稀色白，舌淡红，苔薄白。

治则：辛温开肺，化痰止咳。

推拿处方：开天门、推坎宫、揉太阳、揉耳后高骨、清肺平肝、运内八卦、揉外劳宫、揉一窝风、推三关、分推胸八道、揉膻中、拿风池。

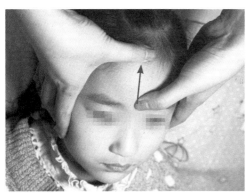

开天门

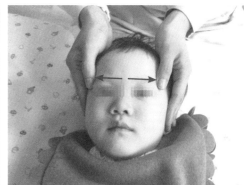

推坎宫

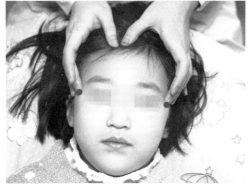

揉太阳

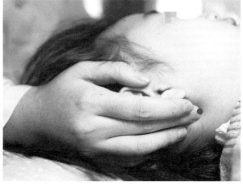

揉耳后高骨

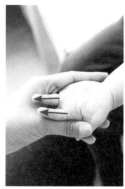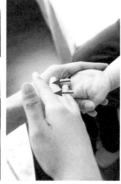

清肺平肝

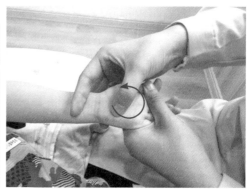

运内八卦

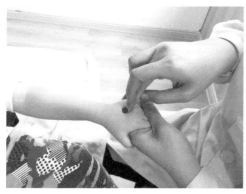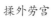

揉外劳宫

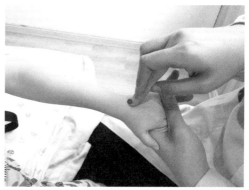

揉一窝风

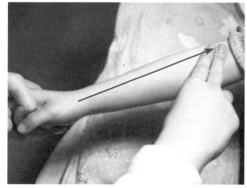

推三关

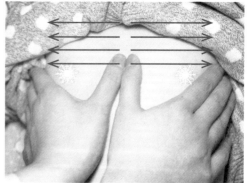

分推胸八道

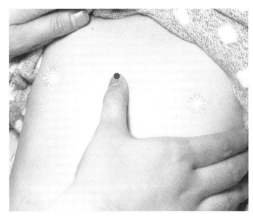
揉膻中

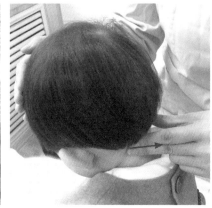
拿风池

（2）风热闭肺：发热恶风，微有汗出，口渴欲饮，咳嗽，痰稠色黄，呼吸急促，咽红，舌尖红，苔薄黄。

治则：辛凉宣肺，清热化痰。

推拿处方：开天门，推坎宫，揉太阳，揉耳后高骨，清肺平肝，运内八卦，揉内劳宫，清天河水，分推胸八道，揉膻中，拿风池。

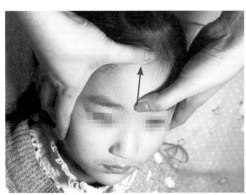
开天门

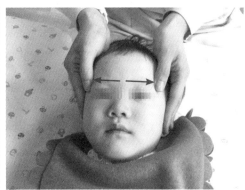
推坎宫

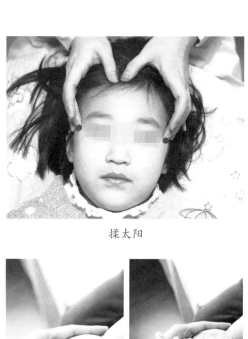

揉太阳

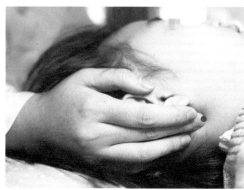

揉耳后高骨

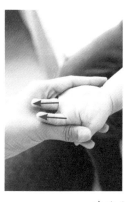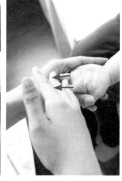

清肺平肝

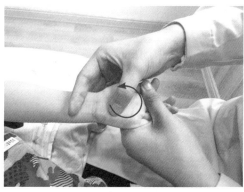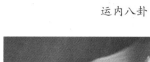

运内八卦

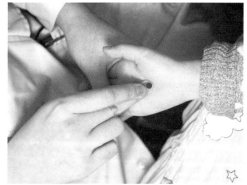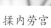

揉内劳宫

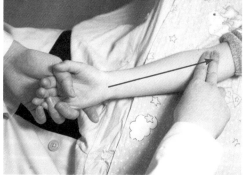

清天河水

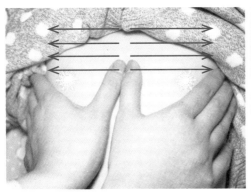

分推胸八道

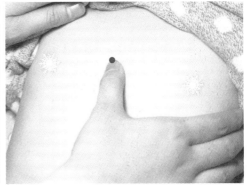

揉膻中

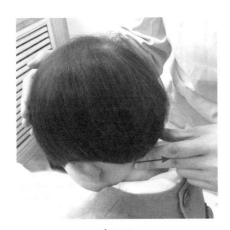

拿风池

（3）痰浊闭肺：咳嗽气喘，喉间痰鸣，咯吐痰涎，胸闷气促，食欲不振，舌淡苔白腻。

治则：温肺平喘，涤痰开闭。

推拿处方：清肺平肝，运内八卦，补脾经，分推胸八道，揉膻中，揉天突，揉丰隆，揉风门，揉肺俞。

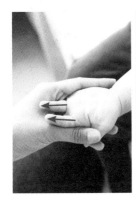
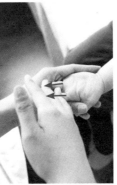

清肺平肝

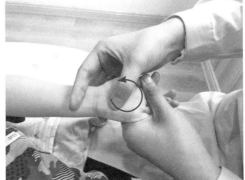

运内八卦

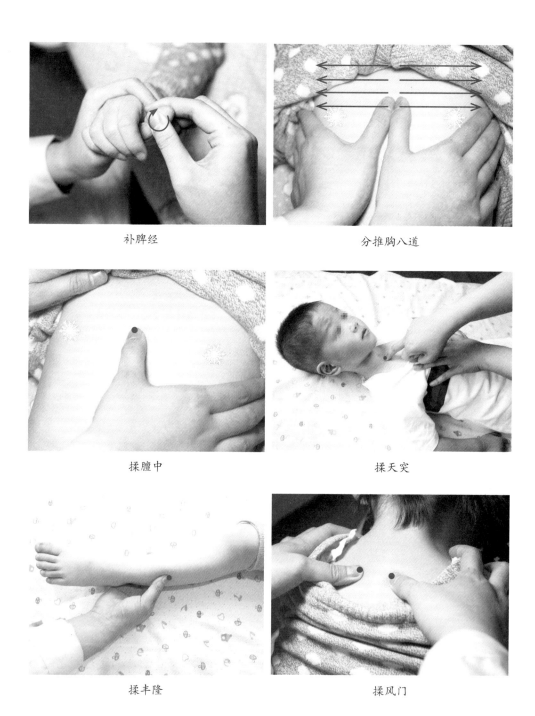

补脾经

分推胸八道

揉膻中

揉天突

揉丰隆

揉风门

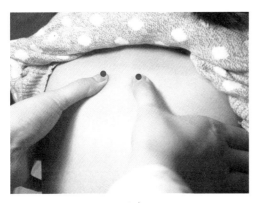

揉肺俞

（4）肺脾气虚：病程迁延，低热起伏，气短多汗，咳嗽无力，纳差，便溏，面色苍白，神疲乏力，四肢欠温，舌质偏淡，苔薄白。

治则：健脾益气，肃肺化痰。

推拿处方：补肺经，补脾经，补肾经，运内八卦，分推胸八道，揉膻中，揉丰隆，揉风门，揉肺俞。

温馨提示：对于一般轻症及肺炎恢复期，推拿治疗疗效确切，但对于肺炎重症一定要中西医结合治疗，此时推拿只能作为辅助及扶正治疗方法。

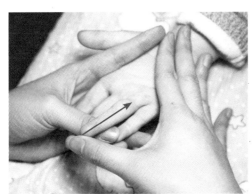

补肺经

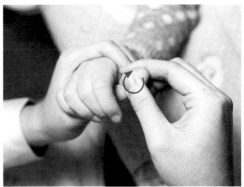

补脾经

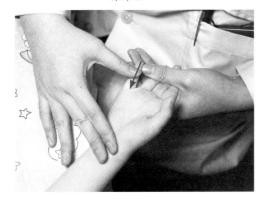

补肾经

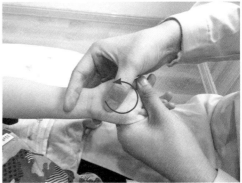

运内八卦

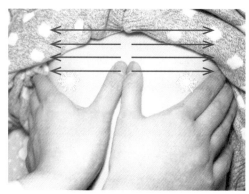

分推胸八道

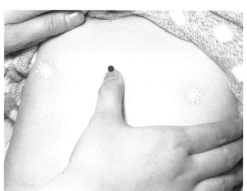

揉膻中

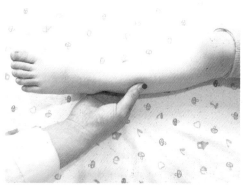

揉丰隆

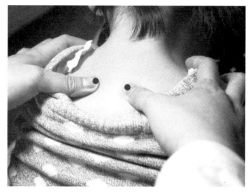

揉风门

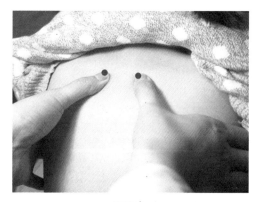

揉肺俞

4. 预防调护

（1）推拿治疗主要起辅助作用，轻症患儿有一定疗效，严重者须到医院就诊，以免延误病情。

（2）日常参照感冒、咳嗽护理。

5. 病案举例

患儿：刘某，女，2 岁 3 个月。

初诊日期：2015 年 10 月 5 日。

家长代诉：间断咳嗽月余，流清涕，咳嗽气急 1 天。

现病史：患儿平素体质较弱，易患上呼吸道及肺部感染。此次间断咳嗽月余，复感后出现流清涕，咳嗽气紧，痰多食欲欠佳，大便干结，1~2 日 1 次，无发热。医院化验检查"支原体阳性"，诊断为"支原体肺炎"。建议输液治疗。母亲不愿输液治疗，希望通过服药配合推拿。已口服阿奇霉素 1.5 袋，每日 1 次。

查体：精神尚可，咽不红，扁桃体不大，舌尖红苔白厚。肺听诊右肺可闻及湿啰音。

诊断：肺炎喘嗽（肺脾气虚）。

治则：疏风宣肺，健脾益气。

推拿处方：揉迎香 50 次，补脾经 500 次，揉板门 300 次，先补肺经 50 次后清肺经 200 次，补肾经 500 次，清大肠 300 次，揉掌小横纹 100 次，运内八卦 300 次，揉上马 100 次，清天河水 200 次，推三关 50 次，擦肺俞、擦膻中至局部微红，揉足三里 2 分钟。

推拿五次后涕已止，无喘咳。肺听诊无啰音，舌淡红，苔薄白。停服阿奇霉素，继续巩固疗效。以平调五脏，健脾助运，培元固本，推拿穴位处方：开天门、推坎宫、揉太阳穴、揉耳后高骨各 50 次，补脾经 300 次，揉板门 200 次，补肺经 200 次，补肾经 100 次，清心经 50 次，清肝经 50 次，推三关 30 次，捏脊 6 遍，按揉足三里 2 分钟。

治愈体会

本患儿平时偏食、厌食，脾胃运化力弱，饮食精微摄取不足，脏腑功能失健，脾肺气虚，易遭外邪侵袭。由于支原体比较顽固且易反复，所以宝宝后期调护非常重要，坚持按疗程推拿调理顾护脾胃，预防感冒合理喂养，多吃水果、蔬菜，少吃荤腥食物，不建议到人群密集场所。

何玉华教授弟子　北京秦氏经络按摩

高级小儿推拿师　韩芳

【何玉华老师点评】

支原体肺炎是儿童多发病、常见病。本病全年均可发生，具有一定的流行性。近年来发病率呈上升趋势，且已成为威胁儿童健康的主要疾病之一。

本病发生，初期有发热、干咳、咽痛等表现，后期有刺激性或痉挛性干咳、气促、喘憋等表现，随着现代医学对肺炎支原体的认识不断加深，中医对支原体肺炎也有了逐步的认识。中医虽无此病名，但根据其发病特点，从中医病因学角度看，应属于外感六淫致病，从流行性特点及以发热为主症分析，尚可归属于"时行温病"，病位在肺；以咳嗽、喘促、咯痰等肺系症状为主要表现来归类，可归于"肺炎喘咳"，主要由正气不足，卫外不固，外邪乘虚而入所致。

本案患儿正是因为平素体弱，易患上呼吸道及肺部感染疾病。此次发病已间断咳嗽月余，同时伴流清涕，咳而气紧，痰多症，辨证肺炎喘嗽，肺脾气虚型，治疗初期以疏风宣肺，健脾益气为治并配合口服阿奇霉素治疗，五天后诸症大减，且肺听诊呼吸音正常，嘱停服阿奇霉素，治则改调和五脏，培元固本。巩固治疗共12天诸症悉除。

支原体感染引起的咳嗽比其他病原体引起的咳嗽顽固，咳嗽时间长，或呈痉挛性干咳，甚则出现喘憋。临床中，西医治疗常以阿奇霉素为主选，但口服阿奇霉素会有很多的不良反应，尤以胃肠道反应为大，因此不建议长期服用。

温馨提示：支气管肺炎是儿童尤其是婴幼儿常见的感染性疾病，由于早期症状与感冒有些类似，当孩子出现发热、头痛、鼻塞或者咽痛时，你可能会误认为感冒，但切莫疏忽大意，因为很多重病前期也是类似症状，如支原体肺炎。那么支原体肺炎与感冒有什么区别呢？

第一，咳嗽及呼吸。支原体肺炎大多有咳嗽或喘的症状，且程度较重，常引起呼吸困难。感冒和支气管炎引起的咳嗽或喘一般较轻，不会引起呼吸困难。呼吸困难表现为憋气，两侧鼻翼翕动，口唇发紫。这说明肺炎病情严重，不可拖延。

第二，胸部。把耳朵轻轻贴在患儿脊柱两侧的胸壁，仔细听。肺炎患者在吸气末期会听到"咕噜""咕噜"的声音，医生称之为细小水泡音，这是肺炎的重要体征，而感冒一般不会有这种声音。

第三，体温。支原体肺炎一般体温在38℃以上并持续2至3天以上不退，如用退热药只能暂时缓解。感冒也发热，但以38℃以下为多，持续时间也较短，用退热药效果较明显。

我们可以通过以上方法，简单地判别出支原体肺炎和普通感冒。但由于种种原因，目前有些疾病临床症状不典型，在临床中需要我们医生仔细辨别，必要时可通过相关的理化检查或胸部X线片确诊。也提醒家长，孩子生病一定要选择专业的正规医院就诊，以防延误病情。

本病预后良好，虽病程有时较长，但终可完全恢复，使用适当的抗生素可减轻症状，缩短病程，但由于支原体肺炎初愈患者，气管处于高敏状态，患儿仍会出现咳嗽现象，但只要无发烧症状则无碍，这个高敏反应一般要持续1～2个月，有些患儿可能会持续半年。

6. 育儿小知识

（1）支原体感染有轻有重，表现不一，轻者只有反复咳嗽，常常被患儿及家长忽视，部分可导致过敏性咳嗽，因此，咳嗽2周以上，有条件者应查胸片、支原体抗体。

（2）支原体感染除了累及肺部外，可伴有肺外的表现，也有单以肺外表现为首发症状。故儿童如有发热、咳嗽，合并其他器官的症状，如心跳快、气短叹息等，应及时到医院就诊，早期治疗，避免各器官继续受损害。

（3）如发现患儿伴有胸闷、气促等症状时，须注意患儿并发心肌炎的可能，应让小儿卧床休息，禁止剧烈的体力运动，避免加重心脏损害。

（4）我们在日常护理中，要注意保持环境舒适，空气流通。及时发现患者鼻子和口腔内有无分泌物，如果有要及时清除，保持呼吸道畅通。

（5）一般支原体肺炎都会有较长时间的发热，这时应严防发生高热惊厥，若出现高热，应及时降温。

（6）通常支原体肺炎患者食欲欠佳，家长要督促孩子多喝水，饮食宜清淡、营养，多食易消化之食物。注意在其咳嗽时应用手帕或纸巾捂嘴，不随地吐痰，以免传染他人。

五、小儿过敏性咳嗽（咳嗽变异性哮喘）

1. 疾病定义

小儿过敏性咳嗽又称咳嗽变异性哮喘，是指以慢性咳嗽为主要或唯一临床表现的一种特殊类型哮喘。由于支气管哮喘开始发病时，约有5%～6%的患者是以持续性咳嗽为主要症状的，而本病咳嗽常为刺激性咳嗽，多发生在夜间或凌晨，故多被误诊为支气管炎。

2. 诊断要点

（1）咳嗽迁延或反复持续一个月以上，以晨起及夜间为主。

（2）无感染征象，抗生素治疗无效，使用气管扩张剂可缓解。

（3）有个人（婴幼儿湿疹、食物或药物过敏等）或家族过敏史（父母有过敏性鼻炎、荨麻疹等）。

3. 辨证论治

（1）发作期

1）寒咳：干咳或咳痰清稀，量少色白，胸膈满闷，面色㿠白，背冷，口不渴或渴喜热饮，舌淡，苔白。

治则：宣肺化痰，散寒止咳。

推拿处方：补脾经，清肺经，补肾经，揉掌小横纹，推小横纹，揉一窝风，运内八卦，揉天突，擦膻中至局部透热，擦风门、肺俞至局部透热。

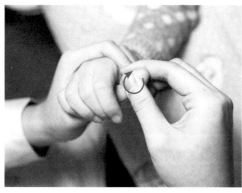

补脾经

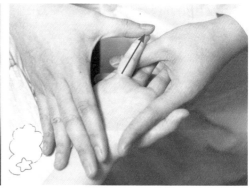

清肺经

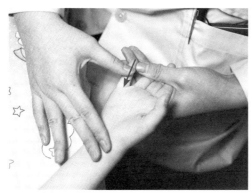

补肾经

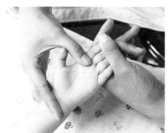 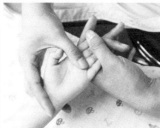 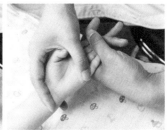

推小横纹

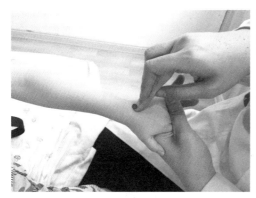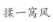

揉一窝风

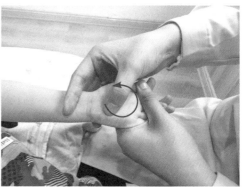

运内八卦

掌小横纹（揉掌小横纹标注在右上图）

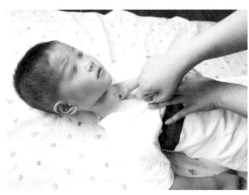

揉天突

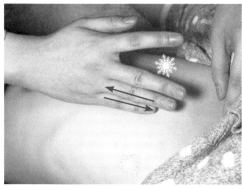

擦膻中

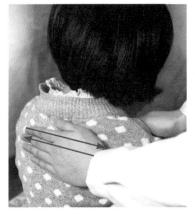

擦风门、肺俞

2）热咳：干咳或咳痰量少，痰色黄而黏稠，不易咳出，烦躁，胸闷，大便干燥，舌红，苔黄腻。

治则：滋阴清热，化痰止咳。

推拿处方：清脾经，补脾经，清肺平肝，泻大肠经，推小横纹，运内八卦，揉掌小横纹，揉上马，揉膊阳池，清天河水，退六腑，揉天突。

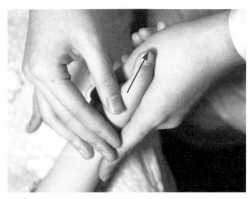

清脾经

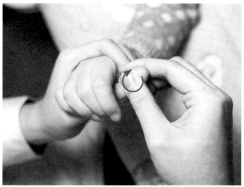

补脾经

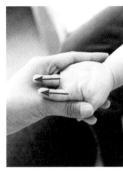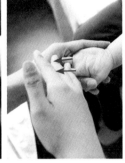

清肺平肝

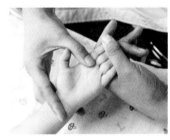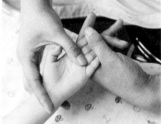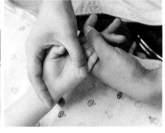

推小横纹

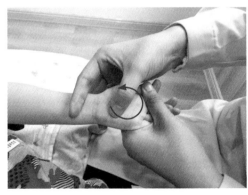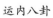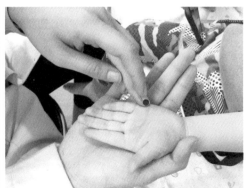

运内八卦

泻大肠经

揉掌小横纹

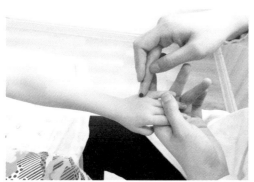

揉上马

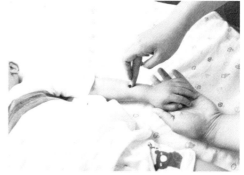

揉膊阳池

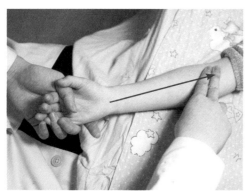

清天河水

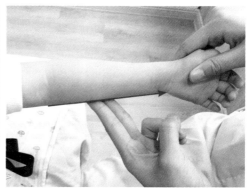

退六腑

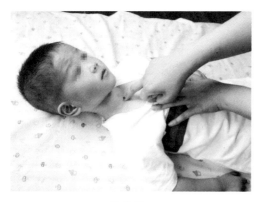

揉天突

（2）缓解期

指患儿没有明显的喘促症状，而是处于相对平稳状态的一种特定阶段。

治则：健脾益肺，滋阴补肾。

推拿处方：根据患儿后期具体身体情况而选择穴位。

4. 预防调护

（1）寻找每次发病的诱因，同时规避这些不良因素。

（2）规避过敏源，尽量不吃可能引起过敏的食物，避免接触花粉、柳絮等，忌养宠物。

（3）保持居住环境清洁，空气流通。

（4）防寒保暖，适当运动，提高机体免疫力。

（5）饮食清淡，少食冷饮。

5. 病案举例

病案一

郝某，男，4岁。

初诊时间：2015年4月27日初诊。

家长代诉：反复间断咳嗽4月余。

现病史：咳嗽反复发作4月余，服用抗生素及止咳药物疗效欠佳，且停药3～4天后复发，呈阵发性干咳，夜间及晨起较重，伴大便干结，每日1次，粪质干硬。昨日因喝凉柠檬水及桃子水后致咳嗽加重。大便2日未行。

查体：患儿精神佳，面色萎黄不均，舌质淡，苔薄黄。咽微红，扁桃体不大，肺部听诊未闻及明显干湿啰音。

既往史：曾患有婴儿湿疹，对海鲜过敏，否认家族遗传过敏史。

诊断：咳嗽（肺脾气虚，大肠积滞）。

治则：补脾益气，肃肺止咳。

推拿处方：清胃经300次，补脾经100次，清大肠经500次，清肝经500次，清肺经300次，补肺经100次，补肾经100次，揉掌小横纹500次，运内八卦300次，揉上马500次，清天河水300次，退六腑300次，揉膊阳池300次，揉天突50次，擦风门、肺俞致局部发热，揉风门、肺俞各200次，推脊200次。

连续推拿五次后，六诊：患儿咳嗽明显好转，大便通，质尚可。患儿病日久，尚需增强体质，巩固治疗。

治愈体会

患儿反复间断咳嗽4月余，服用抗生素及止咳药物疗效欠佳，面色萎黄不均，同时伴有咽红，大便干结，病属虚实夹杂，肺脾气虚，且大肠积热。取穴补脾经、补肺经、补肾经、揉上马健脾益气，又清胃经、清肺经、清大肠经、退六腑等，清腑中之积热，整个治疗过程清补兼施，效果明显。之后推拿保健同时注意饮食清淡，忌辛辣荤腥之品，提高机体免疫力对过敏性咳嗽缓解期的治疗非常必要。

何玉华教授弟子　陕西咸阳爱佑小儿推拿中心
高级小儿推拿师　冯锐

病案二

赵某，女，12 岁。

初诊时间：2015 年 12 月 30 日初诊。

家长代诉：反复间断咳嗽半年，流清涕，咳嗽气促 2 天。

现病史：患儿近半年反复间断咳嗽，山西省儿童医院诊断为"咳嗽变异性哮喘"，给予口服孟鲁思特钠咀嚼片、布地奈德喷雾剂治疗，用药后症状缓解，但每接触过敏原（虫螨等）或受凉后加重。2 天前患儿再次受凉，出现流清涕，咳嗽伴呼吸急促，夜晚无法安稳入睡，家长恐长期服药的不良反应欲尝试推拿治疗而就诊于我处。现患儿面色萎黄，精神食欲尚可，大便正常。

查体：咽不红，扁桃体不大，舌质淡苔白。

听诊：肺部可闻及喘鸣音。

既往史：曾患婴儿湿疹。

家族史：父患有过敏性鼻炎。

诊断：过敏性咳嗽（寒咳）。

治则：温肺散寒，化痰平喘。

推拿处方：脏腑常规点穴 + 揉定喘、风门各 5 分钟。

二诊：咳嗽明显减轻，肺听诊哮鸣音减少，夜间入睡好转。

原推拿处方 + 揉肺俞 100 次、揉天枢 100 次、揉大肠俞 100 次，轻泻重调法。

坚持上方推拿 15 次后诸证消失，精神食欲佳，二便调，停上述口服药物。

病愈后坚持保健推拿一年，每周两次，增强免疫力，学校夏季运动会 800 米跑步结束后无咳喘症象。

推拿保健处方：脏腑常规点穴 + 补脾经、补肾经、揉外劳宫、运内八卦、揉膻中、揉天突、揉掌小横纹、揉上马、搓摩胁肋。

同时嘱家长平时注意保持室内清洁通风；花粉飞扬季节减少户外活动；养成良好生活习惯，饮食清淡，忌辛辣及肥甘厚味。

治愈体会

咳嗽变异性哮喘是小儿支气管哮喘的一种特殊临床类型。肺为娇脏，不耐寒热，易受外邪影响。咳嗽变异性哮喘患者的主要症状是咳嗽，常常在吸入刺激性气味、冷空气、接触变应原、运动或上呼吸道感染后诱发；多在夜间或凌晨加剧。故此类患者禁吹空调、吃冷饮等。初诊推拿脏腑常规点穴外加定喘一穴，效果较明显；之后推拿脏腑常规点穴外加肺俞、天枢、大肠俞，肺俞宣肺降气、止咳平喘，天枢、大肠俞调大肠之气，因肺与大肠相表里，大肠安肺自和。保健阶段常规点穴使患儿全身气机流畅，再按膻中、肺俞有宣肺降气平喘之功。同时在治疗过程中家长的配合及日常饮食起居的护理也至关重要。若小儿长时间咳嗽，家长一定要引起重视，及早带孩子去医院诊断治疗。

何玉华教授弟子　何玉华小儿推拿门诊

高级小儿推拿师　何申

病案三

王某，男，6岁。

初诊时间：2017年6月12日。

家长代诉：流清涕3天，咳嗽伴喘1天。

现病史：患儿两年前在辽宁省营口市鲅鱼圈区医院被确诊为"哮喘"，以后每咳嗽伴喘，且易反复，均以打针、雾化、口服药物（止咳化痰，解痉平喘类药物，药名不详）为主要治疗方法，病程一般10~15天不等。2016年通过三个月的推拿调理后，已半年未发病。本次发病患儿3天前曾多次食用糖果类零食，后加之天气突变受凉出现流清涕，昨日出现咳嗽伴喘，无发热等症，口中有味，大便尚可。

查体：精神一般，面色萎黄，唇红，咽微红，舌质红，苔白。肺听诊可闻及湿啰音及哮鸣音，并见锁骨上窝凹陷、呼吸急促。

诊断：哮喘（风寒闭肺）。

治则：温阳散寒、宣肺止咳、解痉平喘。

推拿处方：一诊（6月12日）揉一窝风500次、清肝平肺500次、清天河水500次、运内八卦500次、揉精宁500次、揉上马＋掌小横纹500次、推三关500次、补脾经500次、分推肩胛1分钟、掐合谷1分钟、揉天突1分钟、揉定喘1分钟、揉肺俞1分钟、揉涌泉1分钟，嘱家长回家揉天突半小时、吮痧膻中至天突。

二诊（6月13日）肺听诊啰音消失、喘症减轻、清涕变白黏、咳嗽痰音松动明显、唇色淡红、手心潮。

推拿处方：揉精宁500次、揉上马＋掌小横纹500次、揉四横纹500次、清大肠经 500 次、清小肠经 500 次、补脾经 500 次、补肾经 500 次、清肺平肝 100 次、清天河水 100 次、推三关 100 次、分推肩胛 1 分钟、摩腹 5 分钟、揉中脘 1 分钟、揉足三里 1 分钟、揉丰隆 1 分钟、揉涌泉 1 分钟、揉肺俞 1 分钟。

三诊（6 月 14 日）咳嗽痰多，次数减少，已不喘，肺听诊呼吸哮鸣音消失。

推拿处方：补脾经 500 次、补肾经 500 次、补肺经 500 次、揉四横纹 500 次、清大肠经 500 次、清小肠经 500 次、摩腹 5 分钟、揉中脘 1 分钟、揉足三里 1 分钟、揉丰隆 1 分钟、揉涌泉 1 分钟、揉肺俞 1 分钟、揉脾俞 1 分钟。

四诊（6 月 15 日）咳嗽流涕症状基本消失，继续调理一天，以巩固治疗。治疗推拿处方同三诊。

治愈体会

患儿素有哮喘，肺气虚弱，不耐寒热，过食甜腻加重脾胃负担，母病及子，天气突变凉是引起患儿本次咳嗽和喘的主要原因，因此首诊主要以温阳散寒，宣肺止咳为主，选穴一窝风、三关、清肝平肺、运内八卦等；二诊则以化痰平喘兼顾脾胃为主，选穴精宁、上马＋掌小横纹、天突、补脾为主等；因脾为生痰之源，肺为贮痰之器；三诊流清涕、咳嗽喘症基本消除，治疗以健脾化痰，顾护脾肾，继续守方巩固治疗 2 次愈。

何玉华教授学生　辽宁营口鲅鱼圈童安堂郑芳芳小儿推拿
高级小儿推拿师　郑芳芳

【何玉华老师点评】

过敏性咳嗽又称咳嗽变异性哮喘，是哮喘的一种特殊表现，其特点为阵发性剧烈咳嗽，反复不已，持续或反复发作超过一个月，常伴有夜间或清晨发作性咳嗽，痰少，运动后加重，临床无感染表现或较长时间抗生素治疗无效，本病往往有个人或家族遗传过敏史。

中医无过敏性咳嗽病名，笔者认为属中医咳嗽范畴，并介于外感与内伤咳嗽之间，属虚实夹杂型咳嗽，从其症状分析，多为风、火、虚所致，治疗应以祛风抗敏（血海、足三里、三阴交）清泻肺热为主。

分析上述三则病案其共同特点，均有反复间断咳嗽，病史 4 个月至半年不等，并均有个人及家族遗传过敏史，且发病诱因又都有不同的受凉外感或食冷饮，《黄帝内经》有"形寒饮冷则伤肺"的记载，意思是形体受寒或饮食生冷，均可损伤肺脏，因肺为娇脏，当风寒之邪侵犯机体，皮毛先受之。皮毛者，肺之合也，故肺先受病，若饮食生冷，肺胃受寒，母病及子，更伤于肺，内外皆伤。病案一，反复间歇咳嗽4个月，伴咽红、大便干，发病诱因为喝冷柠檬水及桃子水，曾口服抗生素及止咳药无效，整个就诊治疗中注重清补兼治，并配合饮食调护，疗效显著。病案二，反复间断咳嗽半年，伴流清涕，咳而气粗，发病和受凉有关，治疗以脏腑点穴，轻泻重调为治则，并注意生活起居及饮食调护。病案三，为素有咳嗽，内有伏饮，复感寒邪，引起水饮上逆而致肺气宣降失常为主，治疗初期温肺散寒，宣肺止咳以治标，后期以化痰平喘兼益脾胃为主调治而告愈。

因过敏导致的咳嗽是小儿常见的呼吸道疾病之一，由于小儿支气管黏膜娇嫩，抵抗外界病菌感染的能力较弱，因而很容易发生炎症，引起咳嗽。小孩咳嗽本是一种排除呼吸道痰液和异物的有效途径，但是对于频繁发作、难以控制的气道过敏原因导致的咳嗽，应充分引起重视。

换季时节是小儿过敏导致咳嗽的高发季节，常常表现为迁延不愈的咳嗽，甚至还会喘，且反复发作，家长们总认为这是宝宝体质差而引起的反复感冒，吃了许多感冒药，甚至打了不少消炎针，效果都不好。其实，在被家长们认为反复感冒的孩子中有一大部分是过敏原因导致的咳嗽，而其中最常见的是咳嗽变异性哮喘，其病因较为复杂，受遗传及环境因素的双重影响，其中过敏体质与本病的关系密切，本病又受环境因素的影响，如接触或吸入尘螨、皮毛、花粉或冷空气、海鲜等食物。

小儿咳嗽变异性哮喘的临床特点为：

（1）咳嗽持续或反复发作超过1个月，常在夜间及清晨出现发作性咳嗽，运动后加剧。

（2）临床无感染征象如发热等，或长期服用抗生素无效。

（3）用支气管扩张剂可使咳嗽症状缓解。

（4）有个人过敏史如婴儿湿疹、荨麻疹、对某些食物过敏及家族遗传过敏史（父母及亲戚有过敏性鼻炎等）。

（5）除外其他原因导致的咳嗽。

小儿过敏导致的咳嗽慎用止咳药：从小儿生理上来说，咳嗽是一种保护性反射，起着清洁呼吸道，使其畅通的作用，只要将痰液排出，咳嗽往往会自行缓解。而止咳药之所以能止咳，是因为它能作用于咳嗽反射。但是，由于小儿的呼吸系统发育尚不成熟，对咳嗽的反射能力差，再加上支气管管腔狭窄，血管丰富，纤毛运动差，痰液不易排出。若过多地服用止咳药，就容易造成痰液大量潴留在呼吸道内，引起气管阻塞，出现胸闷、呼吸困难等现象，甚至继发细菌感染。

6. 育儿小知识

（1）在孩子发病后，家长应尽量弄清每次发病的诱因，知道如何规避这些不利因素，多询问孩子在每次发病前和发病时自身的感觉，多观察孩子发病前和发病时有何症状，以便及早发现、及早治疗，从而减轻孩子的痛苦。

（2）注意夫妻双方有无特应性家族史，有无家族过敏史。在确定后，对某些过敏性物质、过敏的征象方面尽量防范。

（3）避免与过敏原接触。居家环境要经常清洁，减少尘螨、消灭蟑螂、清除真菌（经常晾晒易发霉的物品），忌养宠物，控制室内空气污染，刚装修后的房屋不要马上入住。

（4）运动指导。适量运动，当有出汗情况，随时带毛巾，给孩子擦背部，避免感冒。应减少或禁止在冷而干燥环境下参加剧烈体育活动。鼓励孩子在夏季（室温在35℃）中午阳光下游泳，时间以30分钟至1小时为度，循序渐进，量力而行。饮食护理：以清淡饮食为主，不吃含亚硫酸盐类的食品，少吃或不吃经色素处理过的食物和冷饮。尽量避免吃有可能引起过敏的食物，如海鲜等。

第二节　脾胃系统疾病

一、流涎（滞颐）

1. 疾病定义

流涎又称"滞颐"，是指小儿涎液过多，常使口涎不自觉地从口角流出，俗称"流口水"。本病以三岁以内的小儿最常见，常可反映口腔和体内的病变，长期流涎可致口周潮红、糜烂，影响饮食。

2. 诊断要点

引起本病的原因主要是脾胃积热或脾胃虚寒。脾之液为涎，廉泉乃津液之道路。若小儿脾胃湿热，致廉泉不能制约，则涎液自流而稠黏，甚则口角赤烂；或因小儿脾胃虚寒，不能收摄其津液，以致口角流涎清稀，大便溏薄，面白唇淡。

3. 辨证论治

（1）脾胃实热

症候：流涎黏稠，口气臭秽，食欲不振，腹胀，大便秘结，小便黄赤，舌红，苔黄腻，指纹色紫。

治则：清脾胃热。

脾胃实热

推拿处方：清脾经，清胃经，清大肠经，清天河水，掐揉四横纹，揉掌小横纹，揉总筋，揉廉泉。

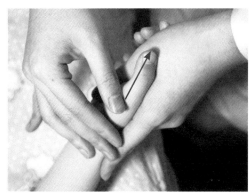

清脾经

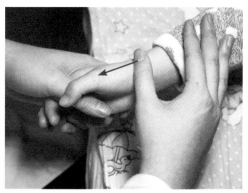

清胃经

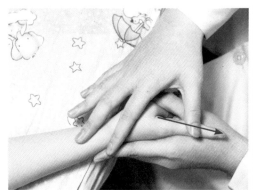

清大肠经

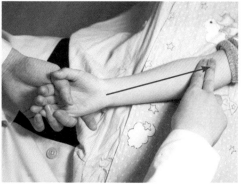

清天河水

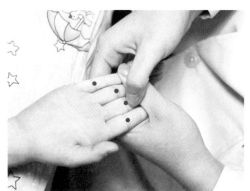

掐揉四横纹

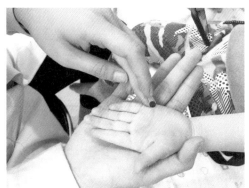

揉掌小横纹

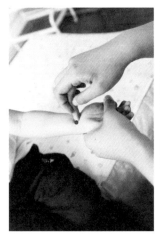

揉总筋

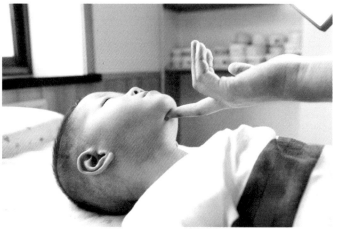

揉廉泉

（2）脾气虚弱

症候：流涎清稀，口淡无味，面色萎黄，肌肉消瘦，懒言乏力，饮食减少，大便稀薄，舌质淡红，苔薄白，指纹淡红。

治则：健脾益气，固摄升提。

脾气虚弱

推拿处方：补脾经，补肺经，补肾经，运内八卦，推三关，摩腹（补法），揉足三里，揉百会，捏脊。每日1次，7次为一疗程。

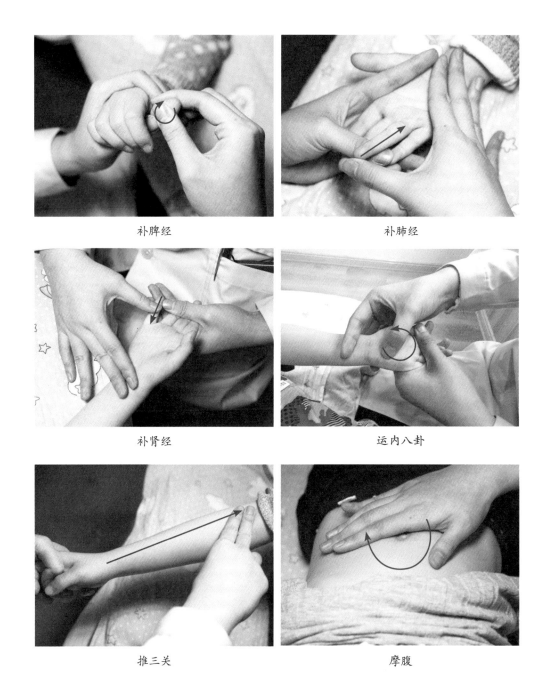

补脾经

补肺经

补肾经

运内八卦

推三关

摩腹

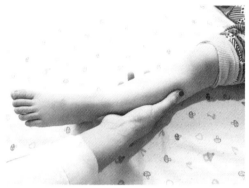

揉足三里

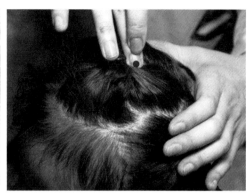

揉百会

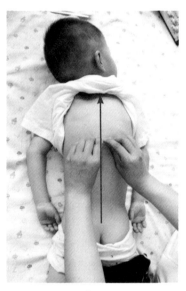

捏脊

4. 预防调护

（1）宝宝口水流得较多时，口周皮肤会发红、甚至出现小红丘疹，妈妈要注意护理，每天至少用清水清洗两遍，必要时擦涂适量婴儿护肤膏，保持宝宝脸部、颈部干爽，预防湿疹的发生。

（2）不用粗糙的手帕或含香精的湿巾擦拭宝宝脸部，避免刺激皮肤甚至损伤皮肤。

（3）选用柔软、略厚、吸水性较强的小围嘴挂在宝宝胸前，防止口水将颈前及胸上部衣服弄湿。

（4）宝宝在乳牙萌出期齿龈发痒、胀痛，口水增多，可给宝宝使用软硬适度的口咬胶，6个月以上的宝宝啃点磨牙饼干，都可以减轻萌牙时期的牙龈不适感，同时可刺激乳牙尽快萌出，减少流口水。

（5）若皮肤出现丘疹或糜烂，及时去医院就诊。在皮肤发炎期间，注意保持皮肤干净、清爽，并依症状治疗。若局部需涂抹抗生素或止痒膏，最好在宝宝入睡后使用，以免宝宝不慎食入，影响健康。

5. 病案举例

患儿：赵某某，女，1 岁。

初诊时间：2013 年 9 月 4 日。

母亲代诉：患儿出生后 5 个月始流口水，开始未引起注意，以后逐渐加重，涎液黏稠，唇周红赤，下颌因口水刺激而赤红糜烂，一日毛巾样围嘴需要换 4～5 块，曾对症及偏方治疗数月不效，故求诊于推拿治疗。

来诊时见患儿形体消瘦、面颊及唇舌红赤、烦躁不安、纳差、便结、指纹紫。

诊断：流涎（脾胃实热）。

治则：清热泻脾。

推拿处方：分推阴阳 500 次，清脾经 500 次，清板门 500 次，清心经 200 次，补肾经 200 次，清天河水 300 次，退六腑 300 次，揉廉泉 2 分钟。

9 月 7 日来诊时，家长诉推拿后流涎减少，大便已通，烦躁已除。前方去清心经，清脾经由 500 次改为清 300 次补 200 次，并加揉涌泉穴。以后逐日好转，守方守法治疗至第 7 日流涎基本消失，10 次治愈。随访半年未复发。

治愈体会

现代医学认为本病因小儿吞咽功能障碍所致。祖国医学认为本病多因脾胃积热或脾胃虚寒所致，因脾之液为涎，脾气通于口，脾和则口和，故涎出责之于脾。脾胃积热则廉泉不能制约，或脾胃虚寒不能收摄。针对辨证脾胃实热，采用泻法，以清热泻脾为主治疗。操作时间及疗程：每日进行 1 次，每次 30 分钟，10 次为一个疗程。推拿中清脾经、清板门，以清热泻脾、通大便以除胃中之热；清天河水、退六腑、清心经、补肾经以泻心火，利小便给邪以出路；分手阴阳、揉涌泉，以调气行滞，引火下行，止涎求本，调理脾胃而达止涎之目的。

二、呕吐

1. 疾病定义

呕吐是指乳食由胃从口中吐出为主要症状的一种上消化道疾病。多见于婴幼儿，可单独出现，也可为多种疾病的伴发症状。严重的呕吐常使体液丧失过多，出现气阴亏损、电解质紊乱等。长期反复呕出，可导致脾胃虚弱、气血不足、营养不良等后果。

2. 诊断要点

（1）食物由胃中上涌，经口而出。

（2）有嗳腐口臭，恶心纳呆，胃脘胀闷等病症。

（3）有饮食不节或饮食不洁、情志不畅等病史。

（4）重症呕吐者，有阴伤液竭之症。

3. 辨证论治

（1）乳食积滞

症候：呕吐物多为酸臭乳块或不消化食物，不思乳食，口气臭秽，脘腹胀满，吐后觉舒，大便秘结或泻下酸臭，舌质红，苔厚腻，脉滑数有力，指纹紫滞。

乳食积滞

治则：消食导滞，降逆止呕。

推拿处方：清胃经、清补脾经、揉板门、运内八卦、揉脾俞、揉胃俞、分腹阴阳、揉足三里。

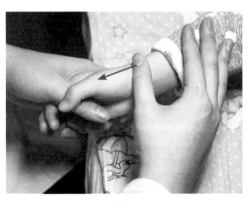

清胃经

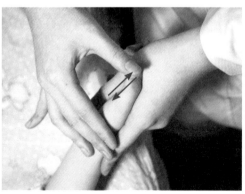

清补脾经

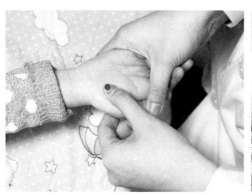

揉板门　　　　　　　　　　运内八卦

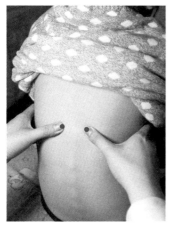

揉脾俞

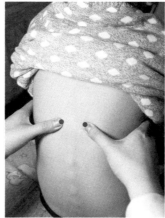

揉胃俞

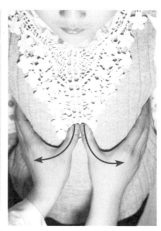

分腹阴阳

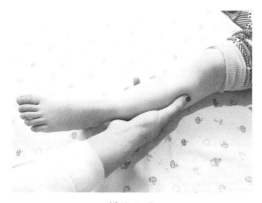

揉足三里

（2）胃热气逆

症候：食入即吐，呕吐频繁，呕哕声洪，吐物酸臭，口渴多饮，面赤唇红，烦躁少寐，舌红苔黄，脉滑数，指纹紫滞。

胃热气逆

治则：清胃泻火，降逆止呕。

推拿处方：清胃经，清脾经，揉板门，运内八卦，揉涌泉、揉脾俞、揉胃俞，清天河水。

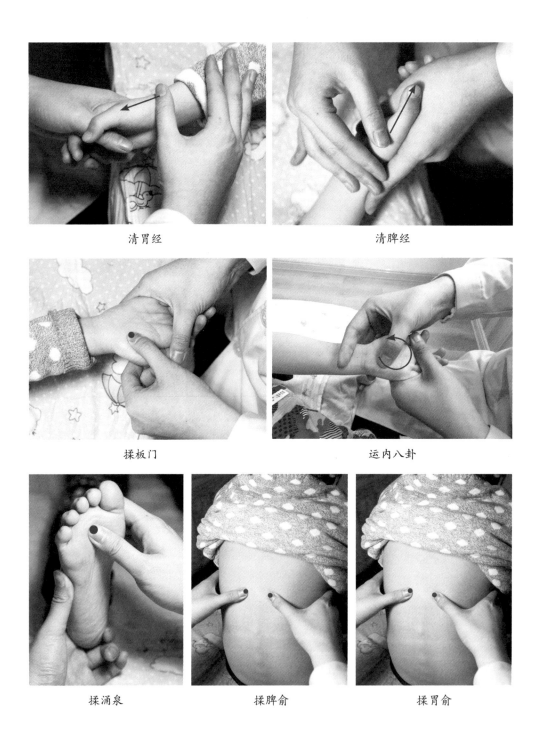

清胃经　　　　　　　　　　　　　清脾经

揉板门　　　　　　　　　　　　　运内八卦

揉涌泉　　　　　　　揉脾俞　　　　　　　揉胃俞

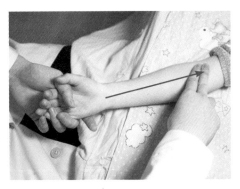

清天河水

（3）脾胃虚寒

症候：食后良久方吐，或朝食暮吐，暮食朝吐，吐物多为清稀水或不消化乳食残渣，伴面色苍白，精神疲倦，四肢欠温，食少不化，腹痛便溏，舌淡苔白，脉迟缓无力，指纹淡。

治则：温中散寒，降逆止呕。

推拿处方：补脾经，推三关，揉板门，运内八卦，下推天柱骨，揉脾俞，揉胃俞。

脾胃虚寒

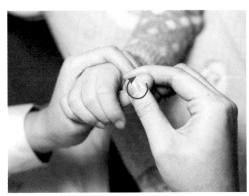

补脾经

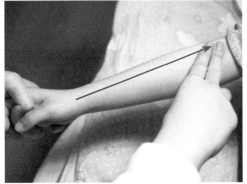

推三关

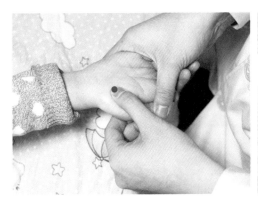

揉板门

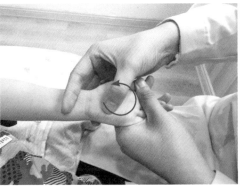

运内八卦

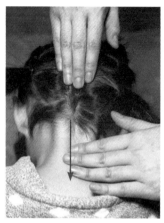
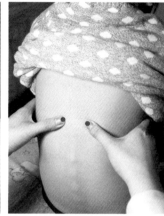
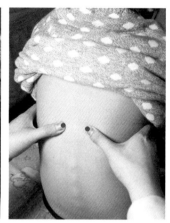

下推天柱骨　　　　　　　　揉脾俞　　　　　　　　　　揉胃俞

（4）肝气犯胃

症候：呕吐酸苦，或嗳气频频，每因情志刺激加重，胸胁胀痛，精神郁闷，易怒易哭，舌边红，苔薄腻、脉弦、指纹紫。

治则：疏肝理气，和胃止呕。

肝气犯胃

推拿处方：清肝经，揉板门，运内八卦，清胃经，搓摩胁肋，揉脾俞、胃俞。

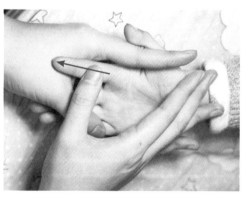
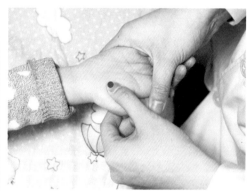

清肝经　　　　　　　　　　　　　　揉板门

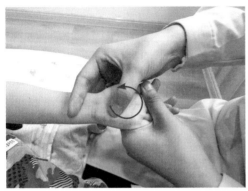

运内八卦

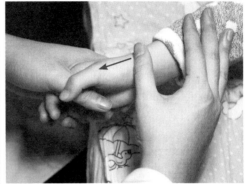

清胃经

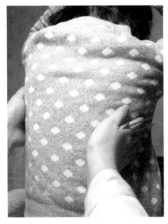

搓摩胁肋

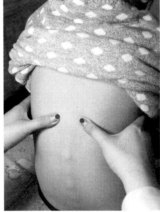

揉脾俞

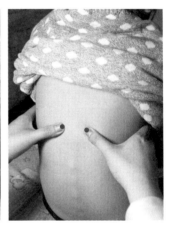

揉胃俞

4. 预防调护

（1）宝宝呕吐严重时，呕吐物可能从鼻腔喷出，父母应立即将鼻腔中的异物清除，保持呼吸道畅通。若呕吐发生时宝宝直立或卧床，可以先让他的身体向前倾或维持侧卧的姿势，让呕吐物易于流出，不致让宝宝吸入，以免造成窒息或吸入性肺炎。

（2）呕吐后要用温开水漱口，清洁口腔，去除臭味。婴儿可多喂水，清洁口腔。

（3）勤喂水，少量多饮，保证水分供应充足，以防失水过多，发生脱水。水温应冬季偏热，夏季偏凉，因温水易引起呕吐。

（4）注意饮食，不宜吃得太多，尽量少食多餐。忌吃油腻酸辣食品，以免刺激胃肠。呕吐频繁者应先禁食4～6小时，包括开水、牛奶等。吐后应先进流食、半流食（如大米粥或面条），逐渐过渡到普通饮食。

（5）注意观察呕吐情况，呕吐与饮食及咳嗽的关系，呕吐次数，吐出的内容物等。

（6）尽量卧床休息，不要经常变动体位，否则容易引起再次呕吐。

5. 病案举例

病案一

患儿：王某某，男，5岁。

初诊日期：2016年5月10日。

代诉：呕吐3天。

现病史：呕吐3天，每日约呕吐2～3次，呕吐一般为胃内容物，气味酸腐，大便干，已2日未行，无腹痛。院外诊断为"急性胃炎"（具体检查及用药不详）治疗3天，效不显。今来门诊治疗。

查体：患儿精神欠佳，呈嗜睡状，面萎黄，腹平软，无压痛。

诊断：呕吐（脾胃不和，腑气不通）。

治则：和胃止吐，以通为主，重滋阴以扶正。

推拿处方：止吐，揉内关300次、揉合谷400次、板门（先清后补）300次、下推天柱骨300次；通，清补脾经200次、退六腑100次、运内八卦200次、清大肠经300次、清胃经300次、调中脘300次、顺时针摩腹400次、揉足三里300次、捏脊（从肾俞穴往上捏）6遍；滋阴扶正，揉上马400次、补肾经400次。

二诊：推拿治疗后呕吐止，大便通，粪质、量均正常。推拿处方补脾经200次、平肝经200次、运内八卦200次、揉板门300次、运外劳宫200次、揉上马200次、摩腹400次、揉足三里300次、捏脊6遍。推拿治疗两次后，诸证悉除。

治愈体会

据"胃主降，腑以通为用"的原则，局部取穴相当重要。调中脘，摩腹斡旋三焦，调理脾胃。该患儿来诊时精神欠佳，呈嗜睡状，恐呕吐伤阴太过出现脱水之症，故止呕同时必须重滋阴。此外，一定注意详细查体，排除器质性病变，如肠梗阻等，以免误诊、漏诊贻误病情。

何玉华教授弟子　何玉华小儿推拿门诊
主治医师　洪继礼

病案二

患儿：陶某，2 岁。

初诊时间：2015 年 12 月 26 日。

家长代诉：呕吐 4 次。

现病史：患儿昨日食牛肉和花生米量多，出现呕吐 4 次，呕吐物为胃内容物，食入即吐，无发热、腹泻等症状，大便 2 日未行。

查体：患儿精神可，面色萎黄，舌质淡红，苔薄白。腹膨隆，有硬结，无压痛。

诊断：呕吐（乳食积滞）。

治则：消食导滞，和胃降逆。

推拿处方：分手阴阳 200 次、清脾经 300 次、清胃经 300 次、清大肠经 400 次、清肝经 300 次、清心经 200 次、补肾经 300 次、揉推板门 300 次、运内八卦 200 次、下推天柱骨 100 次、分腹阴阳 100 次、揉中脘 100 次、揉天枢 100 次、分腹阴阳 50 次、搓摩胁肋 50 次、推（掐揉）四横纹 400 次、揉膈俞 100 次、揉脾俞 100 次、揉胃俞 100 次、推脊 100 次、揉足三里 100 次。

二诊：推拿后患儿未再呕吐，大便一次，量多，饮食如常，夜眠安。继续巩固治疗。

治愈体会

患儿食欲旺盛，纳食较多，加之食入花生及牛肉不易消化，积于胃中，导致中焦壅塞，以致胃失受纳，脾失健运，升降失司，胃气上逆而发呕吐。推拿处方中补脾经、清胃经、清大肠经，清脾胃之热，揉推板门、推四横纹、运内八卦、分腹阴阳、搓摩胁肋，消食导滞、促进纳运。揉脾俞、胃俞，温中补脾。患儿通过推拿治疗，两次痊愈，效果显著。嘱患儿家长：日常调护很重要，饮食宜清淡易消化为主。少食辛辣、油腻、甘厚食物，睡前两小时不进食，并断夜奶。

何玉华教授弟子　河南驻马店亲宝贝小儿推拿

高级小儿推拿师　李静

【何玉华老师点评】

呕吐是小儿常见的一种消化系统疾病。很多疾病过程中均可出现，由胃失和降，气逆于上所致，本病无年龄与季节区别，此病秋季多见，外感如伤风惊吓及其他脏腑疾病等，均可致脾胃功能紊乱而致呕吐。

临床诊治中首先要认真辨证分析，辨别呕吐的原因，看或闻呕吐物气味，诊查其伴随的症状，呕吐病情的轻重，有无脱水症状。

通过弟子的二则病案，我们可以看到呕吐除外邪、饮食、痰饮、气郁之外，便秘也可造成呕吐，大便不通、腑气不行最终可致胃气上逆，发生呕吐。大便通畅对呕吐的防治有积极的意义，同时在诊治此类呕吐案时，提醒我们详细的问诊，查体及检查至关重要，以防出现肠梗阻、阑尾炎、胰腺炎等病症，误诊、漏诊、贻误病情，另外临床中有些小孩在咳嗽中也会出现呕吐，此时应加以鉴别，分清是咳嗽致呕还是以呕吐为主诉，因为有些孩子有奶睡的习惯（睡前喝奶多则200毫升），如睡前饮奶量大，咳嗽时会直接刺激肺而导致咳、呕，因此辨清引起呕吐之因，咳嗽引起呕吐需治疗咳嗽，治咳止呕，所以呕吐不能只是见呕止呕。

三、泄泻

1. 疾病定义

泄泻是以大便次数增多，便质稀薄甚至如水样为特征的一种消化系统疾病。为小儿常见病之一，尤以2周岁以内的婴幼儿更为多见。本病一年四季均可发生，但以夏、秋之季居多。

小儿先天"脾常不足"，无论内伤乳食或感受外邪均可影响脾胃的运化功能而发生泄泻。泄泻之症最易耗气伤阴，发病之后如不及时治疗，日久不愈，可导致营养不良，发育障碍，甚至造成气虚液脱的危症。

2. 诊断要点

（1）有饮食不节、不洁或感受风寒、时邪等病史。

（2）大便次数增多，每天3次或3次以上，或较该患儿平时明显增多，粪质多不成形、甚成水样，可伴有恶心、呕吐、腹痛、发热等症。

（3）大便镜检可见脂肪球或白细胞、红细胞等。

（4）大便病原学检查：可有轮状病毒等病毒或致病性大肠杆菌的细菌培

养呈阳性。

（5）严重泄泻见小便短少、体温升高、神疲、皮肤干瘪、囟门凹陷、目珠下陷、啼哭无泪、口唇樱红、呼吸深长等，提示气阴将竭。

3.辨证论治

（1）风寒泻

症候：便质色淡，臭味不大，常有泡沫，或有腥臭味，腹痛肠鸣，伴鼻塞流涕，恶寒身热，舌质淡苔薄，脉浮紧，指纹淡红。

风寒泻

治则：祛风散寒，止泻。

推拿处方：补脾经，补大肠经，揉一窝风，推三关，逆摩腹，揉天枢，推上七节骨，揉龟尾，擦八髎至透热为度。

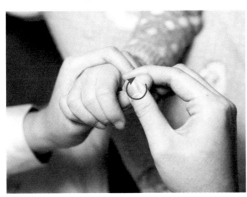

补脾经

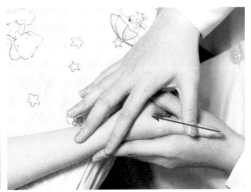

补大肠经

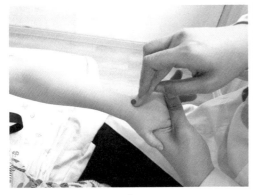

揉一窝风

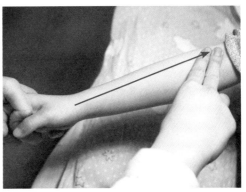

推三关

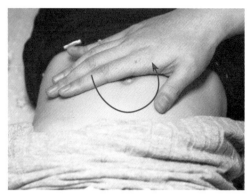

逆摩腹

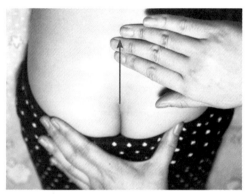

推上七节骨

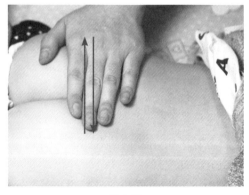

擦八髎

揉天枢

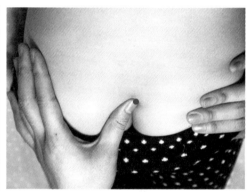

揉龟尾

（2）湿热泻

症候：泻下稀薄，水分较多，或如水注，泻下急迫，次数较多，便色深黄而臭，或见少许黏液，食欲不振，腹部时有疼痛，伴呕吐，乏力，口渴发热，舌质红，苔黄腻，脉滑数，指纹紫。

湿热泻

治则：清热化湿，止泻。

推拿处方：清脾经，清大肠经，运内八卦，清小肠经，清板门，清天河水，顺摩腹，揉天枢，推下七节骨，揉龟尾。

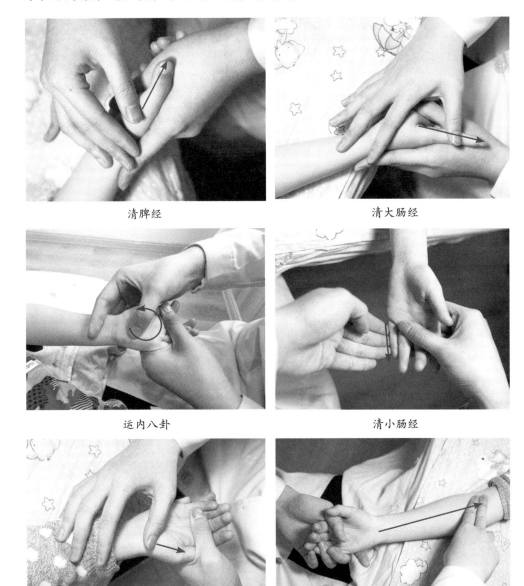

清脾经　　　　　　　　　　　　清大肠经

运内八卦　　　　　　　　　　　清小肠经

清板门　　　　　　　　　　　　清天河水

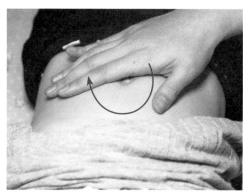

顺摩腹

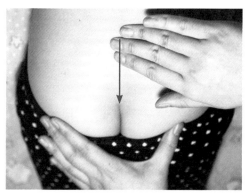

推下七节骨

揉天枢

揉龟尾

伤食泻

（3）伤食泻

症候：大便稀薄，夹有乳块或不消化食物，气味酸臭，或臭如败卵，腹胀腹痛，口臭纳呆，泻前腹痛，泻后痛减，多伴恶心呕吐，食欲不振，苔黄腻，脉滑实。

治则：消食化积，止泻。

推拿处方：清补脾经、清胃经、清大肠经，揉板门，运内八卦，掐揉四横纹，清天河水，揉中脘，顺摩腹，揉天枢，推下七节骨，揉龟尾，揉足三里。

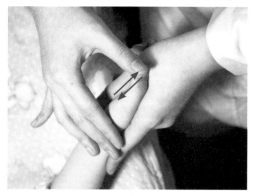

清补脾经

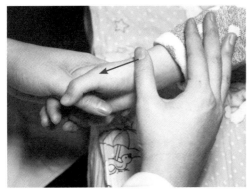

清胃经

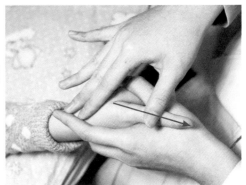

清大肠经

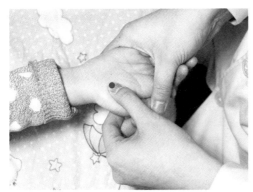

揉板门

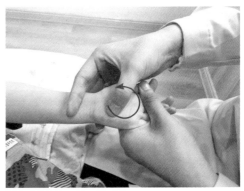

运内八卦

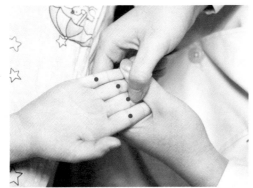

掐揉四横纹

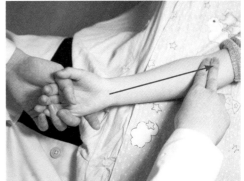

清天河水

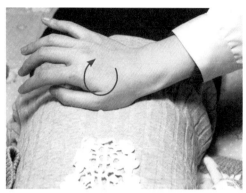

揉中脘

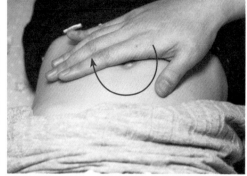

顺摩腹

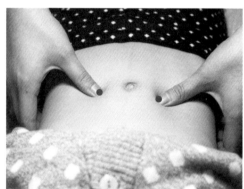

揉天枢

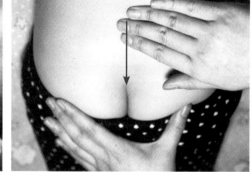

推下七节骨

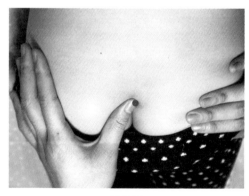

揉龟尾

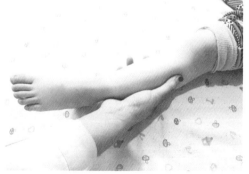

揉足三里

（4）脾虚泻

症候：腹泻日久，或反复发作，大便稀薄，或如水样，常有奶瓣或不消化食物残渣，或食入即便，色淡不臭，形体消瘦，面色少华，舌淡，苔薄腻。

脾虚泻

治则：健脾止泻。

推拿处方：补脾经，补大肠经，推三关，逆摩腹，揉天枢，推上七节骨，揉脾俞，捏脊，揉龟尾，擦八髎至透热为度。

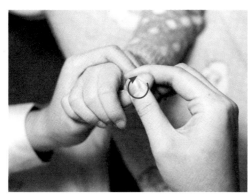

补脾经

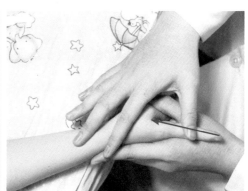

补大肠经

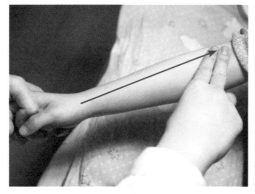

推三关

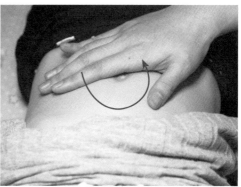

逆摩腹

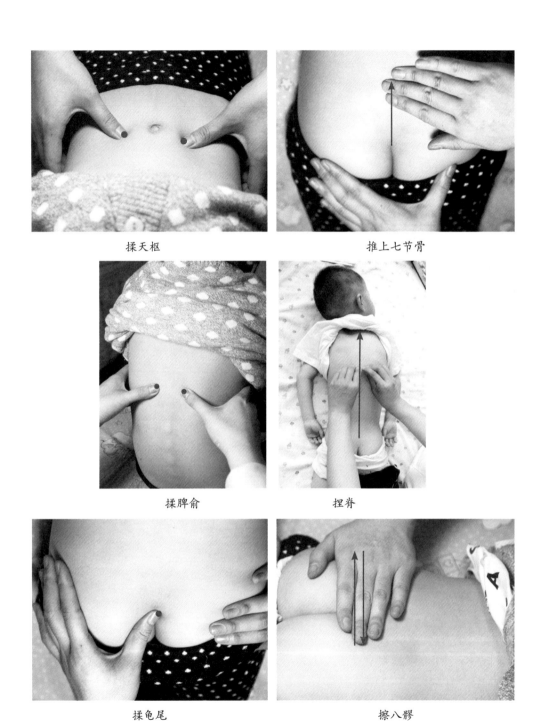

揉天枢　　　　　　　　　　　　推上七节骨

揉脾俞　　　　　　　　　　　　捏脊

揉龟尾　　　　　　　　　　　　擦八髎

（5）脾肾阳虚泻

症候：久泻不止，大便清稀，完谷不化，或常见脱肛，形寒肢冷，面色㿠白，睡时露睛，舌淡苔白，脉细弱，指纹色淡。

治则：健脾补肾，益阳止泻。

推拿处方：补脾经，补肾经，补大肠经，揉上马，推三关，逆摩腹，揉肾俞，揉关元，揉脾俞，捏脊，推上七节骨，揉龟尾。

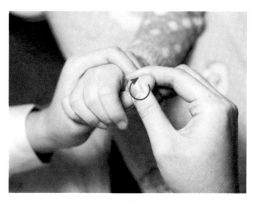

补脾经

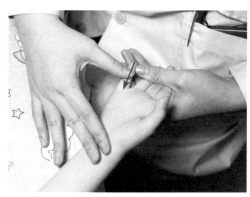

补肾经

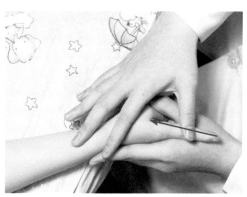

补大肠经

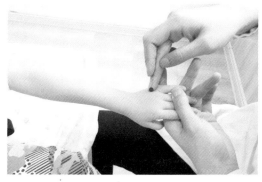

揉上马

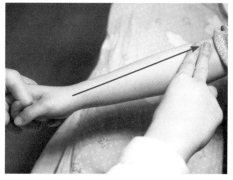

推三关

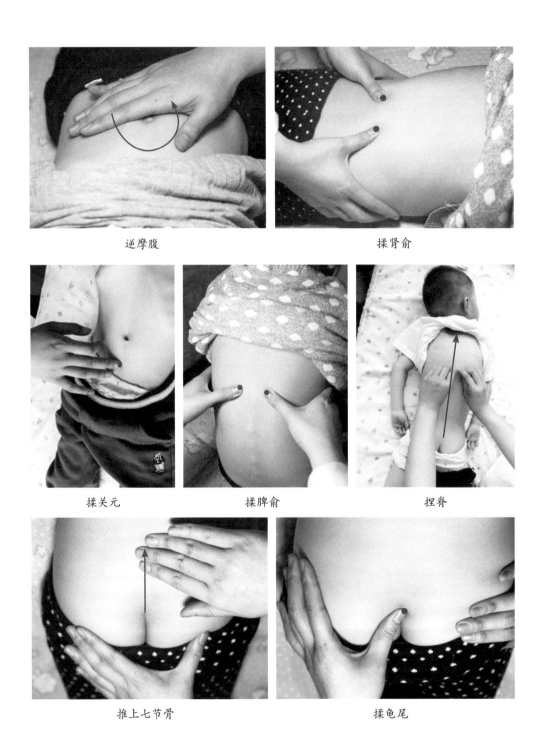

逆摩腹

揉肾俞

揉关元

揉脾俞

捏脊

推上七节骨

揉龟尾

4. 预防调护

（1）在腹泻期间，应适当控制饮食，减轻胃肠负担，不吃粗纤维蔬菜和难消化食物。伴严重呕吐者，禁食4～6小时，可饮用淡盐水和糖水或直接饮用补液盐。腹泻好转后进食，应由稀到稠，由少到多。

（2）要勤换尿布，保持臀部皮肤干燥，防止发生红臀。

（3）如小儿出现面色苍白，小便量极少或无尿，眼眶凹陷，呕吐频繁，饮食难进，精神萎靡等症时，宜抓紧时机，中西医结合进行治疗。

5. 病案举例

病案一

患儿：王某某，女，10月。

初诊日期：2015年6月12日。

家长代诉：腹泻2月余，大便4～5次/日，稀水便。

现病史：患儿2月前因父亲喂其食西瓜致腹泻，就诊于某医院被诊断为"急性肠炎"（辅助检查：大便常规WBC2～3个），给予口服硫酸庆大霉素颗粒、醒脾养儿颗粒、金双歧杆菌制剂对症治疗，腹泻症状略有改善，之后大便4～5次/日，稀水便，未继续治疗。目前患儿形体偏瘦，精神尚可，无明显脱水貌，舌质淡，边尖红，苔薄白。

查体：腹软，肠鸣音5～6次/分。

诊断：泄泻（脾虚）。

治则：健脾益气，调中止泻。

基本推拿处方：清肝经300次；揉板门300次；补脾经300次；揉一窝风300次；运外劳宫300次；揉天枢300次；揉龟尾200次；调大肠400次。

二诊：粪质转为稀糊便，大便3～4次/日。基本推拿处方将调大肠改为补大肠400次，加上推七节骨300次，推三关50次。

四诊：大便2～3次/日，粪质转为稠糊便，舌质舌苔均正常。继续目前推拿处方。

五诊：大便每天1次，粪质正常。推拿处方：清肝经300次；揉板门300次；补脾经300次；揉一窝风300次；运外劳宫300次；揉天枢300次；揉龟尾200次；加揉脾俞、胃俞各300次，捏脊6遍，巩固治疗2天后痊愈。

治愈体会

患儿腹泻2月余，经多方治疗效果不佳，长期腹泻致营养不良，发育障碍（形体偏瘦、体重偏低：就诊时患儿体重7千克。腹泻久，脾已虚，治疗强调温阳健脾；同时木本克土，土虚则木克太过，补脾同时需削木清肝，疗效显著。患儿为母乳喂养，推拿期间嘱其母与患童进食易消化、清淡食物，忌生冷、油腻食物。

何玉华教授弟子　天津市塘沽区童康乐小儿推拿中心
高级小儿推拿师　王焕

病案二

患儿：王某某，男，1岁3个月。

初诊日期：2015年8月1日。

家长代诉：腹泻2天。

现病史：患儿3天前吃羊肉串及冷饮等，次日出现腹泻，日十余次，稀水便，水便分离，粪便臭秽，夹有食物残渣，伴肠鸣，腹胀，腹部不适，无发热等其他不适主诉。目前患儿精神一般，不思饮食，舌质红，苔黄厚。

查体：腹膨隆，微胀。

辨证：泄泻（伤食）。

治则：健脾和胃，消食止泻。

推拿处方：补脾经100次，清大肠经500次，清肺平肝300次，清小肠经300次，运内八卦3分钟，揉四横纹5分钟，揉板门2分钟，清天河水300次，顺揉腹2分钟，揉中脘2分钟，推下七节骨1分钟。

推拿结束当晚大便量多，次数减少，粪便中水分见少。

三诊：腹泻5次／日，稀糊便，食物残渣量少，无明显臭味。在原方基础上，改清大肠为调大肠。

四诊：腹泻4次／日，稀糊便，无食物残渣，无臭味。推拿处方：补脾经300次，补大肠经300次，揉四横纹2分钟，揉板门2分钟，清天河水100次，逆摩腹300次，推上七节骨200次。巩固推拿2次愈。

治愈体会

宝宝因吃羊肉串、冷饮等损伤脾胃，导致腹泻属中医辨证之伤食泻。治疗以健脾和胃、消食止泻为法。推拿处方：补脾，健脾助运化；清大肠，顺揉腹，推下七节骨清除腹内食物残渣；平肝清肺，清天河清内热；运内八卦，揉四横纹，揉板门，揉中脘，助运化；清小肠以利小便而实大便。治疗时嘱家长饮食应清淡、温热易消化，禁食辛辣油腻之物，根据每日的病情变化，在治疗选穴上有所不同，推拿五日后痊愈。体现了小儿推拿辨证取穴的特色与优势。

何玉华教授弟子　河南省鹤壁市康源小儿推拿
高级小儿推拿师　杨继鹏

【何玉华老师点评】

腹泻是婴幼儿常见病，发病年龄多在2岁以下，1岁以内者占有半数，对患儿健康威胁较大，引起腹泻的原因很多，有感染性和非感染性两类。本病一年四季均可发生，但以夏、秋两季为多，如治疗不及时或治疗不当，轻则迁延日久影响小儿营养及生长发育，重则引起脱水、代谢性酸中毒，甚至危及生命，因此临床诊治时必须十分重视。

推拿治疗腹泻疗效佳，但仅限于消化功能紊乱而致的腹泻和单纯性轮状病毒性腹泻无明显脱水和酸中毒者，对于肠道感染细菌性痢疾应配合抗生素治疗。我的小儿推拿启蒙老师，海派小儿推拿创始人金义成老先生曾教导我"作为医生治病的目的不是为了单纯的运用某种方法，是治疗疾病、解决患儿痛苦，所以在治疗方法上可药可推，尤其对于重病急病者"。临床中治疗泄泻之病，万不可见泻止泻，定要认真辨识泄泻之虚实和伤食泻、湿热泻，在治疗中应以消食化积、清热为法先调治，以防闭门留寇，也即"实则泻之"，用泻法给邪以出路。可能会暂时出现大便次数增多，这与家长来诊目的"尽快止泻"截然相反，因此在临床操作时应提前告知家长。

另外腹泻患儿饮食护理很重要，临床诊疗中发现大多数家长在患儿腹泻期间将全部辅食停掉，只吃母乳或奶粉。其实这是家长走入了一个误区，一般婴幼儿腹泻期间，应减少进奶量，而以米汤、面汤补充或代替，幼童可进食稀粥、烂面条调养，忌食荤腥、炒菜，严重时需暂禁食4～6小时，此时应补充体液，以防胃肠负担过重，加重病情。

推拿中注意灵活应用大肠经这个穴位，可清、可补、清补结合。

6. 育儿小知识

（1）注意卫生，消毒用具，父母护理孩子前自己要认真洗手，以免交叉感染；孩子的用具、玩具、餐具注意清洗消毒，特别是奶瓶，每次使用完要及时清洗，最好高温消毒20分钟。年龄大点的孩子（2岁左右）的餐具与大人分开，腹泻孩子用过的便器要彻底消毒。

（2）勿滥用抗生素。对饮食不当、气候突变、病毒感染等原因引起的小儿腹泻，滥用抗生素，不仅会消灭肠道正常细菌，引发菌群失调，影响肠道吸收功能，且若细菌耐药菌株不断增多，还可继发霉菌性肠炎等，使腹泻迁延或加重。

对于轮状病毒引起的腹泻，只要做好补液，选用微生态调节剂和黏膜保护剂，多数患儿可自愈。

（3）补充水分，预防脱水。反复腹泻会使孩子体内水分丢失，可给患儿饮用高效又价廉的口服补液盐（简写ORS，各医院和大药房都有出售）。孩子每腹泻一次，服ORS约50~100毫升，可起到预防脱水的作用。

（4）适当饮食，无须禁食。腹泻治疗要点就是继续喂食，吃母乳的孩子，可少吃多餐；人工喂养的孩子，吃去乳糖奶粉，或稀释过的牛奶；而已添加辅食的孩子可吃稀粥或面条。一般来说，腹泻的病程有5~8天，这期间不用禁食也不用进补，关键在于清淡好吸收。因为禁食可能会导致孩子饥饿性腹泻，出现脱水和电解质紊乱；腹泻时食用高蛋白、高营养的食物，可能会加剧腹泻，不利于孩子肠胃功能的修复。

（5）家庭护理，细致观察。腹泻的孩子很容易精神萎靡，因此家长要注意观察孩子的精神状态、面色、体温，注意脱水状况是否改善。此外，还要观察孩子大便的次数、量及性状，注意病情变化。

（6）患儿每次大便后应及时更换尿布，并用温开水冲洗肛门及周围，预防发生臀红及泌尿系统感染。如果已经形成臀红，可涂鞣酸软膏或金霉素软膏或鱼肝油等。

（7）当孩子腹泻情况严重，或者伴随其他症状时，父母必须及时带孩子去医院就诊。就诊时，带上孩子的大便，以便准确诊断小儿属于哪种腹泻，从而对症处理。

（8）如何正确采集大便标本？

①进行大便常规检查时，用检验科专有器皿取黄豆粒大新鲜粪便，装入小瓶，如果是腹泻稀便，量要多些；如大便有异常部分，如脓血等，应重点挑取脓血部分，立即送检，不宜超过1小时。若在家中，不要留取尿不湿、落入水中及混入卫生纸的标本，避免污染，以求检查结果准确。

②大便隐血实验时，检查前几天最好不要吃动物血、肝脏、菠菜和某些药物（如补血用的铁剂、维生素C等）等可能会造成检验结果假阳性的物质；采集器皿要清洁干燥，不能沾水，以免稀释血液成分，而导致假阴性。

四、便秘

1. 疾病定义

便秘是指不能按时排便，或大便坚硬干燥，欲大便而排时不爽，艰涩难于排出的症状。便秘是一个症状，本身并非一种疾病，除先天性巨结肠以外，可单独出现，有时继发于其他疾病过程中。

单独出现的便秘，多为习惯性便秘，与体质、饮食习惯、生活不规律有关。突然改变生活环境，过食辛辣香燥，可发生一时性便秘。某些器质性疾病以便秘为主要临床症状出现。

2. 诊断要点

（1）排便间隔时间延长，3天以上一次，粪质干燥坚硬难解，可伴少腹胀急、胃纳减退，甚至脾气暴躁、哭闹不宁。

（2）腹部可触及条索状包块，于排便后消失。

3. 辨证论治

（1）实秘

症候：大便干结，腹满痛，口干口臭，或嗳气频作，面红身热，小便黄少，舌红，苔黄，脉数。

治则：清热泻火。

实秘

推拿处方：清天河水，退六腑，揉膊阳池，清肺经，补肾经，清肝经，揉板门，揉上马，清大肠经。

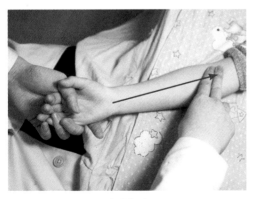

清天河水

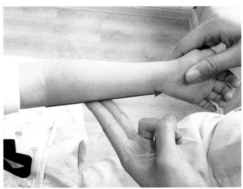

退六腑

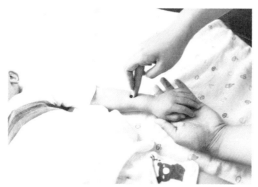

揉膊阳池

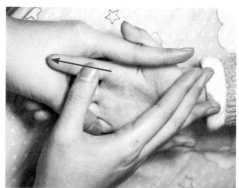

清肺经

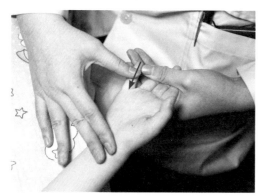

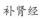

补肾经

清肝经

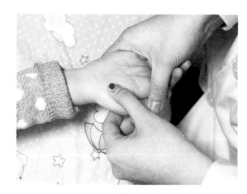

揉板门

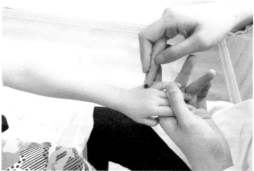

揉上马

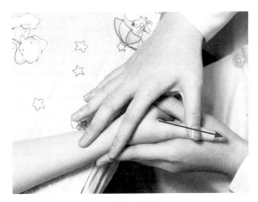

清大肠经

（2）虚秘

症候：大便并不硬，但便秘不畅，伴有神疲乏力，面色苍白，唇淡，舌质淡，苔薄白。

治则：益气健脾。

推拿处方：补脾经，揉内劳宫，推三关，补肾经，揉板门，运内八卦，揉上马，揉涌泉，捏脊。

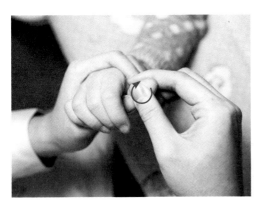

补脾经

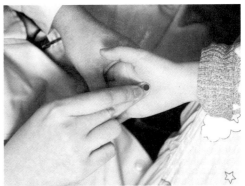

揉内劳宫

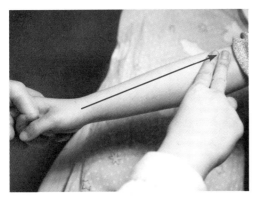

推三关

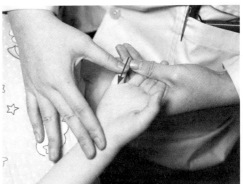

补肾经

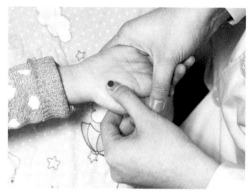

揉板门

运内八卦

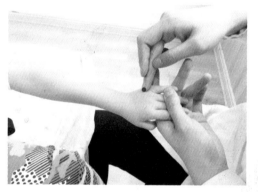

揉上马

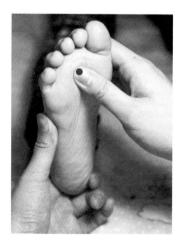

揉涌泉

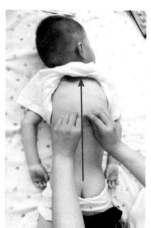

捏脊

4. 预防调护

（1）养成合理饮食习惯，调整饮食结构，适当摄取粗粮、新鲜水果和蔬菜，多饮水。

（2）帮助或训练患儿养成良好的排便习惯，不随意使用泻药或灌肠等方法。

（3）适当运动以增强肠蠕动。

（4）妈妈可在每天早餐后30分钟用手掌在孩子的脐部按顺时针方向轻轻推揉按摩15分钟左右，帮助肠道蠕动，促进肠胃对食物的消化，对改善宝宝便秘会起到良好的效果。

（5）便秘原则上不用泻药。但如大便数日未解，推拿后不能立即排便者，可先用开塞露或用导泻液灌肠治疗，以缓解症状后，再用推拿治疗。

5. 病案举例

病案一

患儿：李某某，男，5岁。

初诊日期：2015年7月20日。

家长代诉：大便2～3日/1次，粪质干硬如羊粪月余。

现病史：患儿近1月余食量大，喜肉食、甜食，不喜蔬菜，大便2～3日/1次，粪质干硬如羊粪。

查体：患儿面色萎黄，唇红，舌质红，苔黄厚。腹平软，无压痛。

诊断：便秘（实秘）。

治则：清热通便。

推拿处方：清大肠经300次，清肺经300次，揉膊阳池500次，清天河水500次，摩腹100次，揉天枢300次，推下七节骨300次，补脾经200次，退六腑300次。

二诊：昨日推拿后即解大便一次，粪质干。继续原方推拿2次。

四诊：推拿当日均可便解，质干。原方去退六腑300次，加揉上马200次，揉涌泉300次养阴清热。继续推拿三次后大便1次/日，粪质正常，舌质苔正常。

治愈体会

患儿近月余食量大，且偏嗜肉食、甜食，大便2～3日一行，进多出少，糟粕在肠内郁而化热，故大便干硬如羊粪，治疗予重清大肠、清肺经、揉膊阳池、揉天枢、推下七节骨通便导滞；清天河水、退六腑清体内郁积之热；摩腹、补脾经以健脾助运，促进肠道蠕动能力。推拿期间嘱家长给孩子多食蔬菜、水果等粗纤维食物，忌辛辣，并督促其养成定时排便习惯。家长的配合加之必要的疗程方可事半功倍。

何玉华教授弟子　天津市塘沽区童康乐小儿推拿中心

高级小儿推拿师　王焕

病案二

患儿：张某某，男，5 岁。

初诊时间：2015 年 5 月 23 日。

家长代诉：近 2 周大便 4 ～ 5 天 /1 次。

现病史：患儿平素脾气急躁、易哭闹，有盗汗、自汗现象。近 2 周大便 4 ～ 5 天 /1 次，排便困难，便形粗且粪质干硬。

查体：患儿面色萎黄，唇淡，舌质淡红、苔白。

诊断：便秘（虚秘）。

治则：健脾益气、润肠通便。

推拿处方：分手阴阳 200 次，补脾经 300 次，推三关 20 次，清肝经 300 次，清肺经 300 次，补肺经 100 次，清大肠经 500 次，退六腑 100 次，清天河水 200 次，补肾经 200 次，揉涌泉 200 次，揉天枢 100 次，顺摩腹 200 次，推下七节骨 300 次，揉龟尾 200 次，搓肾俞 2 分钟，捏脊 6 遍。

三诊：患儿大便仍 4 天 1 次，但排便顺畅，自汗症状明显改善。原方去补肺经。

七诊：患儿大便 1 次 /2 日，且便质正常。脾气略有改善。继续巩固推拿 3 次结束治疗。

之后家长要求继续推拿治疗，巩固疗效，增强体质。

治愈体会：

便秘主要是由于大肠传导功能失常，同时肺失宣降，气力不足，肝失条达，瘀滞不通，或肾阴不足不能滋润大肠而引起的。该患儿面色萎黄、舌质淡、自汗，属肺脾气虚，故治疗以分手阴阳起穴调畅气机；补脾经、补肺经健脾益气，固表止汗；清肝经清泻郁热；清大肠经、退六腑、清天河水、揉天枢、下推七节骨、揉龟尾清肠通便；推三关以制六腑之寒；补肾经、揉涌泉滋阴润肠；搓肾俞温肾阳以温脾阳；捏脊通调全身经络气血。治疗期间要求家长在饮食及生活习惯上配合，培养孩子定时排便习惯。

何玉华教授弟子　新疆乌鲁木齐欣怡小儿推拿调理中心

高级小儿推拿师　赵芮

【何玉华老师点评】

近年来，便秘在小儿中的发病率越来越高，尤以功能性便秘为多见。小儿便秘，是以排便困难为主诉，表现为排便间隔时间延长，3天以上一次，排便困难，可伴腹痛、乏力、纳减等症。中医将便秘分为实秘和虚秘，但临床中发现除此两类外，经常有些孩子出生尚未满月，几天均不大便，这是由于宝宝纯母乳喂养，营养充分吸收而无糟粕生成，属正常情况。

婴儿进食量太少时，经消化后，肠道中余渣少，大便减少变稠；奶中糖量不足时，肠蠕动弱，可使大便干燥；较长时间的饮食不足，致营养不良使腹肌和肠肌张力不足，蠕动无力形成恶性缩放，导致顽固性便秘。因此，小儿便秘的发生与体质、家族遗传史均有密切关系，对于习惯性便秘，特别是有家族遗传史的患儿要坚持推拿治疗，其长期疗效较好，可提高患儿生活质量，小儿习惯性便秘的治疗目的不仅是为了通便，还应包括恢复肠道正常运转与排空，调节粪便质地，建立正常的排便规律及排便行为。包括排便习惯的培养，合理饮食，足量饮水，增加活动量等。

小儿便秘虽病因各异，但病机多为脏腑功能紊乱，大肠传导功能失职，糟粕内停，不得下行，而大便秘结推拿疗法可以通过刺激体表穴位调节气血，鼓舞脾胃正气，增加胃肠蠕动，调整脏腑机能，使大肠传导功能恢复正常而便秘自愈。另外配合家庭护理，需了解患儿情况，针对病因采取措施，如嘱家长配合调整饮食习惯，改变不良饮食习惯，多食粗粮、蔬菜并注意培养定时排便的习惯，适量地运动，多户外活动，做好调护，有助于提高和巩固疗效。

五、厌食

1. 疾病定义

厌食是指小儿较长时间不欲饮食，甚至拒食的一种病症。临床以食欲不振为主要特征。本病多见于1～6岁小儿。城市儿童发病率较高，无明显季节性。患儿一般除厌食外，其他情况较好。若长期不愈，缺乏营养，则会影响小儿生长发育。

2. 诊断要点

（1）长期食欲不振、纳食量减少，甚至拒食。

（2）个别有恶心、脘腹满闷、呃逆、大便不调等症状，但精神尚好。

（3）排除其他引起食欲不振的疾病。

3. 辨证论治

（1）脾失健运

脾失健运

症候：食欲不振，厌恶进食，食而无味，或伴胸脘痞闷，大便不调，偶尔多食后则脘腹胀满，形体偏瘦，精神尚可，舌淡红，苔薄白或薄腻，脉尚有力。

治则：和脾助运。

推拿处方：补脾经，清胃经，顺摩腹，清板门，运内八卦，掐揉四横纹，分腹阴阳，捏脊。

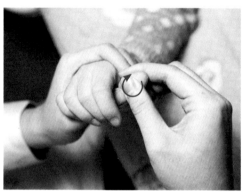

补脾经

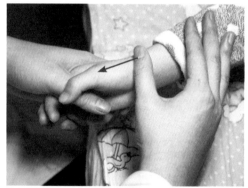

清胃经

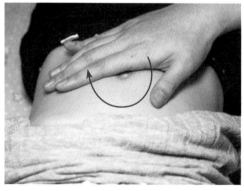

顺摩腹

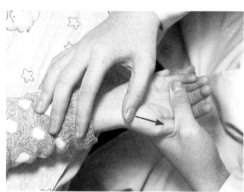

清板门

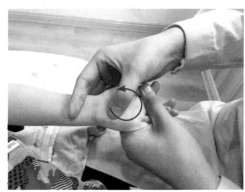

运内八卦

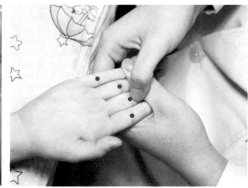

掐揉四横纹

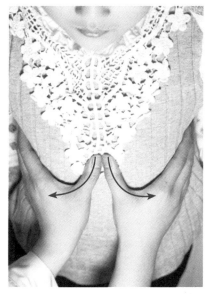

分腹阴阳

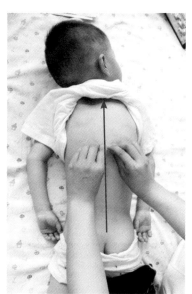

捏脊

（2）脾胃气虚

症候：不思饮食，食而不化，大便偏稀夹不消化食物，面色少华，形体偏瘦，肢倦乏力，舌质淡，苔薄白，脉缓无力。

治则：调补脾胃。

脾胃气虚

推拿处方：补脾经，掐揉四横纹，运内八卦，推三关，顺摩腹，捏脊。

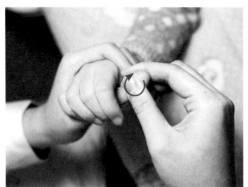

补脾经

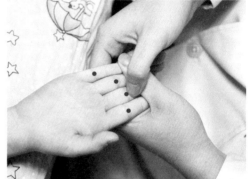

掐揉四横纹

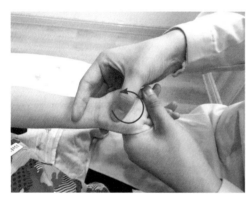

运内八卦

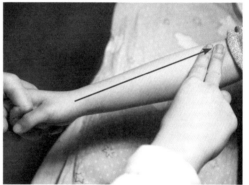

推三关

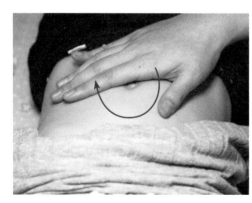

顺摩腹

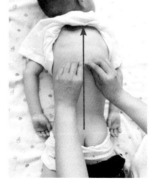

捏脊

（3）脾胃阴虚

症候：厌食或拒食，口干多饮而不喜进食，甚则每食必饮，皮肤干燥，缺乏润泽，大便偏干，烦热不安，小便黄赤短少，舌苔光薄或光红少津，舌质红，脉细。

脾胃阴虚

治则：滋阴健脾和胃。

推拿处方：清胃经，补脾经，揉涌泉，捏脊，分腹阴阳，揉上马，运内八卦，推小横纹。

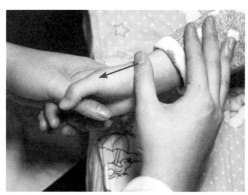
清胃经

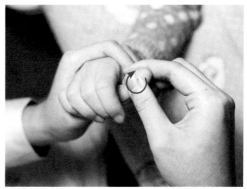
补脾经

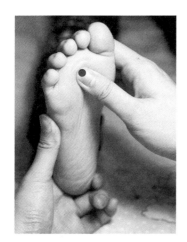
揉涌泉

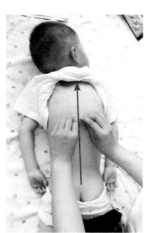
捏脊

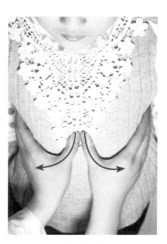
分腹阴阳

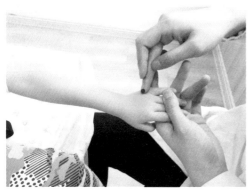

揉上马　　　　　　　　　　　　　运内八卦

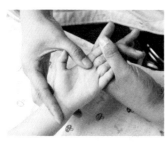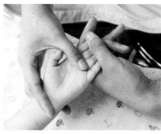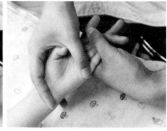

推小横纹

4. 预防调护

（1）养成良好饮食习惯，三餐前不宜吃零食、水果及大量饮水，以免影响正餐进食量。

（2）节制生冷，少食肥甘，荤素搭配。

（3）营造良好进食环境，增强小儿食欲，切勿在进食时训斥孩子。

（4）防止挑食，改进偏食，从孩子喜欢的饭菜着手，但适当节制，不强迫孩子吃不喜欢的饭菜，经常变换花样，使孩子有新鲜感，提高其食欲。

（5）适量运动，定时排便，合理的生活习惯可促进食欲。

5. 病案举例

病案一

患儿：刘某某，男，12 岁。

初诊日期：2015 年 7 月 4 日。

家长代诉：食欲欠佳 2 年余。

现病史：患儿10岁左右时喜肉食（最多一次吃6个鸡腿）。近2年余食欲欠佳，多次服健脾胃中药调理，且用药时间长，效果不佳，家长甚是焦急。平素脾气易急躁，大便3日1行，粪质干硬，臭味明显。

查体：精神可，患儿面色萎黄，形体偏瘦，舌边尖红，苔薄黄，脉弦。

诊断：厌食（脾失健运）。

治则：和脾助运，疏肝健脾。

推拿处方：补脾经500次，重揉板门500次，运内八卦500次，推揎四横纹500次，摩腹200次，清板门300次，清胃经300次，捏脊6遍，挑四缝1次。

四诊：推拿三次后患儿食欲有所增加，大便1次/日，舌边尖微红，苔薄白。原方基础上去清板门300次、清胃经300次，加清肝经500次，搓摩胁肋300次。

六诊：继续推拿5次后患儿食欲明显增强，脾气好转，活泼开朗，愿与人交流。舌质、舌苔均正常。因其随母外出旅游，暂结束治疗。20多天后来中心，其母诉外出期间患童食欲佳，精神好，大便正常。守原方继续巩固治疗5次。患儿体重增长2千克，身高增长4厘米。推拿期间配合挑四缝隔日一次，五次一疗程。

治愈体会

患儿以食欲欠佳2年余就诊，然大便3日未行，且粪质干硬，臭味明显，粪便积久不排，郁而化热，当以通腑泻热为首要，故予补脾经、揉板门、运内八卦、推四横纹、摩腹、清板门、清胃经、挑四缝健脾助运，消食导滞。连续推拿三次后，患儿大便日1行，便通则食欲自开，故去清板门、清胃经之开胃手法，然平素易急躁，属脾虚肝旺，加以清肝经清泻郁热，搓摩胁肋疏肝理气。至六诊时，患儿食欲大增，脾气好转，疗效显著。

何玉华教授弟子　河南省平顶山市小儿推拿调理中心

高级小儿推拿师　张蕾

病案二

患儿：卫某某，女，8岁。

初诊日期：2015年7月29日。

家长代诉：不主动进食半年余。

现病史：患儿半年前因饮食结构不合理出现积食，见食不贪，不主动进食，曾服西药治疗，效果不佳，而后改用中药调理，仍无明显改善。患儿平素脾气易急躁，出汗多，夜眠可，磨牙，大便日1～2次，略有口气。

查体：患儿精神可，面色萎黄不匀，双气池呈褐色，舌边尖红，苔白微厚。

诊断：厌食（肝旺，脾胃气虚）。

治则：和脾助运，疏肝健脾，调补脾胃。

推拿处方：分手阴阳300次，补脾经500次，清揉板门5分钟，运内八卦300次，推四横纹500次，掐揉四横纹各10次，清肝经300次，补肾经300次，清天河水300次，捏脊10遍，按揉足三里5分钟。

一诊后患儿当晚上睡觉未磨牙，出汗减少。

之后根据每天的病情变化及时调整治疗穴位，推拿一月（3疗程）治愈。患儿妈妈高兴地说："现在不用追我女儿吃饭，她到点就饿了，吃得还很香，自推拿以来再没有感觉恶心过……"妈妈为女儿不再厌食而感到幸福，看着她幸福的笑脸，我的内心也充满了喜悦！

治愈体会

患儿半年前因饮食结构不合理积食，损伤脾胃，加之长期服药刺激，脾胃失调加重，再者患儿平素易急躁，肝火偏盛，根据五行相克理论，木旺更乘脾土。脾虚则运化乏力，气血化生乏源，见面色萎黄、不均匀。故治疗应以疏肝健脾助运为治则，予阴阳穴平衡阴阳；补脾经、揉板门、运内八卦、推四横纹、掐揉四横纹、按揉足三里调补脾胃；清肝经、清天河水清泻郁热；补肾经滋水涵木；捏脊通调全身。复诊根据患儿情况随时调整，主向不变，连续推拿30次后患儿痊愈，食欲大增，面色较前红润，并有光泽。

何玉华教授弟子　山西原平佑安堂小儿推拿调理中心

高级小儿推拿师　高荣

【何玉华老师点评】

小儿厌食症是儿科临床常见病、多发病，近几年尤为突出。由于生活水平的改善和提高，加之年轻父母对喂养小儿经验不足，不能使小儿胃肠功能循序渐进地适应，久之造成胃肠功能损伤。现代厌食病，其因多与喂养不当、先天不足、他病伤脾、情志失调有关，但仍以喂养不当、饮食不节为主要原因。脾的主要生理功能主运化，运者运输水谷，化者化其精微。脾能正常运化，水谷精微得以散布全身，濡养脏腑，满足小儿生长发育需要，而小儿脾常不足，脾胃发育未完善，一旦饮食不节、喂养不当，则容易造成脾胃不和，运化失职，久而久之生厌食症。

由于小儿厌食症大部分是由于饮食不当所引起，故饮食调理就显得十分重要。在调节饮食、纠正不良饮食习惯的基础上用药治疗才能收到好的疗效，因此治疗时需嘱咐家长按时添加辅食，纠正偏食、挑食、不吃、少吃零食、不过食冷饮及肥甘厚腻食物，不要乱用滋补品，挑食时不必持续劝诱，更不可强迫进食，引起小儿反感，可待其饥饿产生食欲再吃，平时可增加食物品种和花样，从色、香、味等方面引起小儿食欲，以达到改善小儿食欲，饮食全面平衡的正常状态。另谈到临床治疗以运脾开胃为大法，配合挑四缝治疗，四缝穴为经外奇穴，部位在手指的掌面，是手三阴经所循之处，能直接通过手三阴经与全身经络紧密相连，具有健脾行气、活血化瘀、通畅气机、调和脏腑之功效。如有出血倾向或血液病患者，禁挑四缝穴。

本证推拿治疗效果满意，重症时需配合挑四缝治疗，本于病程较长，因此治疗此类患儿时，要与家长交代治疗疗程，不能心急，否则影响疗效。

6. 育儿小知识

（1）定时定量，控制零食，按顿吃饭，少量多餐。小儿正餐包括早餐、中餐、午后点心和晚餐，三餐一点形成规律，消化系统才能有劳有逸地工作。对于孩子特别爱吃的食物不要一次性给够，应少量多餐。零食吃得不能过多，不能影响正餐，更不能代替正餐。在餐前，不应该给小儿进食零食，以免影响食欲；餐前饮用过多的饮料，可使胃酸和消化酶稀释，胃肠肌张力下降，故要避免；有的家长一天给孩子喝三四袋奶，喝饱了，当然不会再吃饭了。

（2）节制冷饮，少吃甜食。冷饮和甜食孩子都爱吃，但这两类食品均影响食欲。中医认为冷饮损伤脾胃，西医认为会降低消化道功能，影响消化液的分泌。甜食吃得过多也会碍胃。这两类食品饱腹作用强，容易影响吃正餐，所以要有节制。有些水果也不要吃得过多。过食生冷也是导致小儿疾病（消化和呼吸系统多见）的常见原因。

（3）防止挑食，改进偏食。挑食和偏食影响小儿从多种食物中摄取机体所需要的营养，对身体十分不利。父母不要把自己的偏嗜带给孩子，不要当着孩子的面说自己不喜欢吃什么，也不要强迫孩子吃不爱吃的饭菜。

（4）适量运动，定时排便。合理的生活习惯能诱发、调动、保护和促进食欲。

六、肠套叠

1. 疾病定义

肠套叠是指一段肠管套入与其相连的肠腔内，并导致肠内容物通过障碍的疾病。多见于1岁以内婴幼儿，男多于女。

2. 诊断要点

（1）阵发性腹痛，腹痛突然发生，疼痛剧烈，患儿哭闹烦躁，严重者伴面色苍白，出冷汗。

（2）呕吐，因肠系膜被牵拉而产生反射性呕吐，呕吐物为胃内容物。

（3）血便，多为暗红色果酱样便，或深红色血水，或仅少许血丝。

（4）腹内肿块，肿块多沿结肠区分布，表面光滑、可活动，形状为腊肠或香蕉状，无压痛。

3. 辨证论治

阵发性腹痛。突然哭闹不止，面容痛苦，面色苍白，翻滚冒汗，或伴呕吐，呕吐物为胃内容物，甚则呕吐胆汁。初起可有1～2次正常大便，继而出现黏液血便。右上腹可扪及腊肠样包块，右下腹有空虚感。

治则：通腑理气，温中健脾，调理肠功能。

推拿处方：偏热者揉外劳宫，清大肠经，顺摩腹；偏寒者揉外劳宫，清补脾经，调大肠经，顺摩腹。

防护：合理喂养，少食生冷，预防腹泻、痢疾等肠道疾病发生；婴儿少吃糖；早发现，早治疗，预后好。并要密切观察病情变化，若出现完全梗阻时，应采用手术治疗。

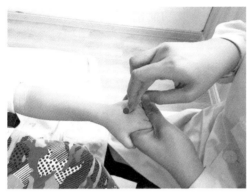

揉外劳宫

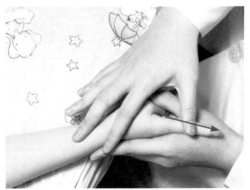

清大肠经

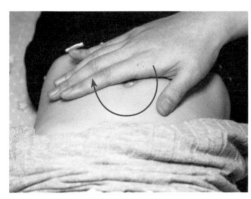

顺摩腹

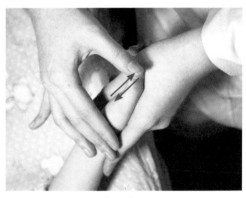

清补脾经

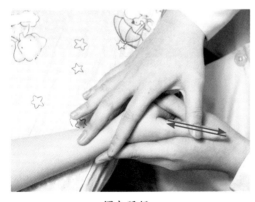

调大肠经

4. 预防调护

（1）婴幼儿回盲部系膜常不固定，系膜松弛、过长等致使回盲部游动过大而易引起肠套叠。

（2）勿突然改变孩子饮食习惯，要逐渐给孩子添加辅食，慢慢适应，以防肠管蠕动异常。

（3）注意防寒保暖，预防因气候变化引起胃肠功能紊乱。

（4）注意饮食卫生，避免病从口入，发生肠道感染。

5. 病案举例

患儿：郝某某，男，2岁半。

初诊日期：2016年10月。

家长代诉：突发腹痛，阵发性发作数小时。

现病史：患儿于1年前因肠套叠在外院做空气灌肠三次，未果，后又转至省立医院灌肠三次，愈。现患儿再次突发腹痛，阵发性发作数小时，无呕吐，大便1次，深褐色。于就诊医院行B超示：右半结肠呈套筒状，肠间隙积液，有实质包块，诊为肠套叠，建议到济宁医学院附属医院行空气灌肠。由于家长惧怕灌肠，经人介绍来我处，请求治疗。

诊断：腹痛（气滞血瘀，腹部寒痛）。

治则：理气化瘀，温中散寒。

推拿处方：大分手阴阳（以六腑为主为通，以三关为辅，行气活血），清补脾经300次，清大肠经200次，平肝经200次，揉外劳宫400次，摩腹20分钟，按揉足三里、脾俞、胃俞各1分钟，捏脊6遍。

治疗一次后腹痛止，大便色正常。

三次后，再行B超检查一切正常。

治愈体会

本案例的主要治疗思路是"腑以通为用，寒则凝滞，气行血通"。此病案的成功再次彰显小儿推拿在疑难病中的地位和其优越性，也充分说明了医师在工作中要有扎实的理论，过硬的基本功，要充分树立处理疑难杂症的信心和决心。要有清晰的思路，才有临证不惑的头脑，才有超强的疗效。

何玉华教授弟子

何玉华小儿推拿门诊主治医师　洪继礼

第三节 五官科疾病

一、鼻炎

1. 疾病定义

鼻炎是指以鼻塞、流涕、嗅觉下降或伴有头痛、头晕、食欲不振、易疲倦、记忆力减退及失眠等症状的疾病，可分为急性鼻炎及慢性鼻炎。中医称鼻鼽，急性多属中医"伤风""感冒"范畴，慢性则合于中医"鼻窒""鼻鼽"之病。

2. 诊断要点

（1）鼻塞：多表现为间歇性或交替性。间歇性指在白天、天热、劳动或运动时鼻塞减轻，而夜间、静坐或寒冷时鼻塞加重。交替性指侧卧时，居下侧之鼻腔阻塞，上侧鼻腔通气良好。

（2）多涕：常为黏液性或黏脓性，偶成脓性。脓性多于继发性感染后出现。

（3）嗅觉下降：鼻黏膜肿胀、鼻塞，气流不能进入嗅觉区域或嗅区黏膜受慢性炎症长期刺激，嗅觉功能减退或消失。

（4）头痛、头昏、食欲不振、易疲倦、记忆力减退及失眠等全身表现。鼻窦炎多自觉头沉闷胀，以头痛为主。

3. 辨证论治

（1）风寒袭肺

风寒袭肺

症候：鼻塞，流清涕，打喷嚏，恶寒发热，无汗不渴，舌淡红，苔薄白。

治则：祛风散寒通窍。

推拿处方：开天门、推坎宫、揉太阳、揉耳后高骨、清肺经、运内八卦、揉外劳宫、揉一窝风、推三关、拿风池。

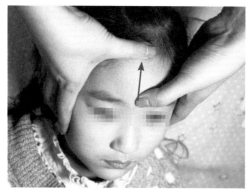

开天门

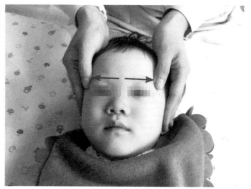

推坎宫

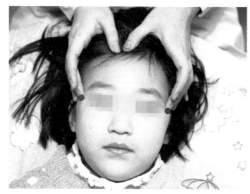

揉太阳

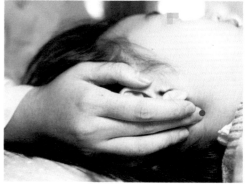

揉耳后高骨

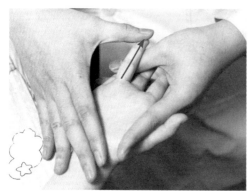

清肺经

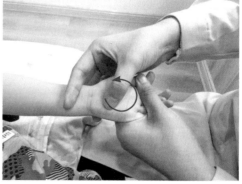

运内八卦

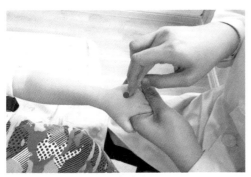

揉外劳宫

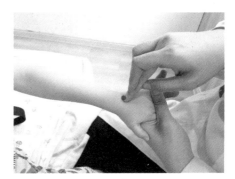

揉一窝风

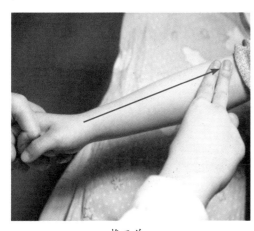

推三关

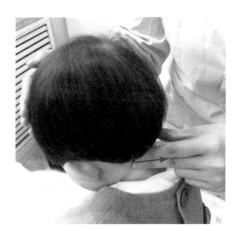

拿风池

（2）风热犯肺

症候：鼻塞，流浊涕，打喷嚏，发热恶风，微有汗出，口渴欲饮，咽红，舌尖红，苔薄黄。

治则：疏风散热通窍。

风热犯肺

推拿处方：开天门、推坎宫、揉太阳、揉耳后高骨、清肺平肝、运内八卦、揉内劳宫、清天河水、拿风池。

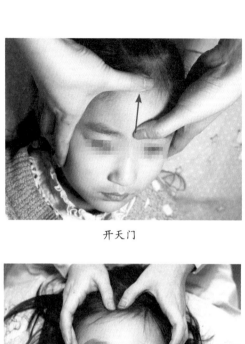

开天门

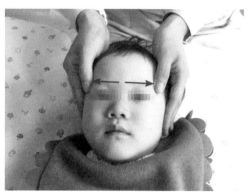

推坎宫

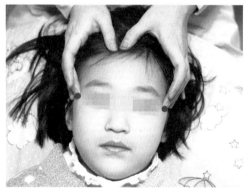

揉太阳

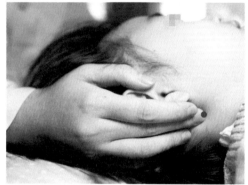

揉耳后高骨

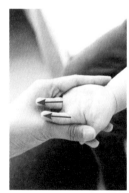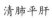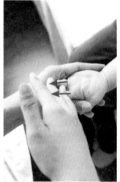

清肺平肝

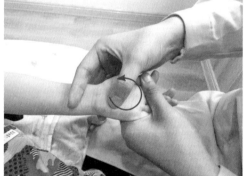

运内八卦

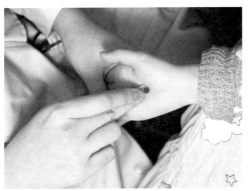

揉内劳宫　　　　　　　　　　　清天河水

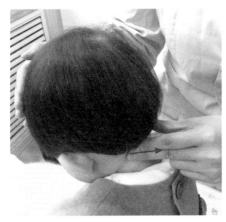

拿风池

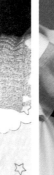

肺脾气虚

（3）肺脾气虚

症候：鼻塞，打喷嚏，病程迁延，低热起伏，气短多汗，咳嗽无力，纳差，便溏，面色苍白，神疲乏力，四肢欠温，舌质偏淡，苔薄白。

治则：健脾益气通窍。

推拿处方：补肺经，补脾经，补肾经，运内八卦，掐揉二扇门，推三关，揉风门，揉肺俞。

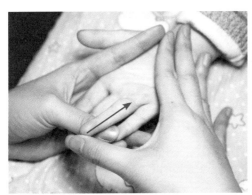

补肺经

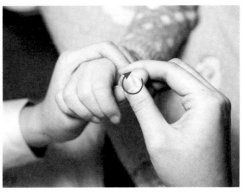

补脾经

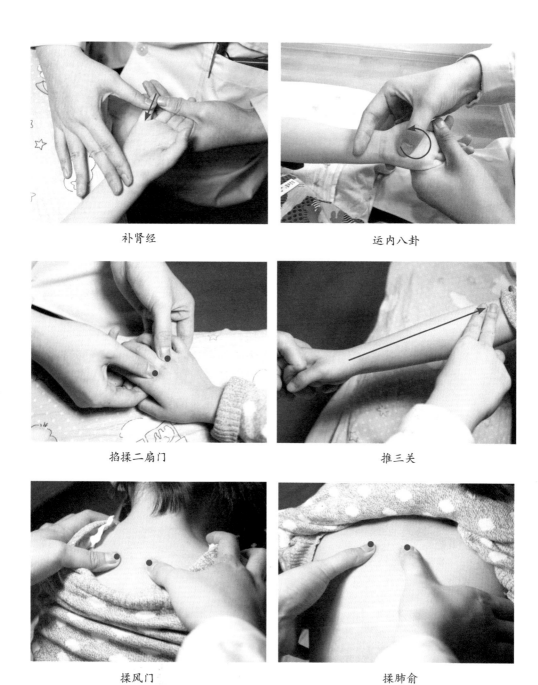

补肾经

运内八卦

掐揉二扇门

推三关

揉风门

揉肺俞

4. 预防调护

（1）预防感冒，感冒往往引发鼻炎复发，如遇外感应及时及早治疗。

（2）鼻塞不可强擤鼻，以免引起鼻腔毛细血管破裂而发生鼻出血亦可防止带菌黏液逆入鼻咽部并发中耳炎。

（3）少食刺激性食物，辛辣、腌渍、烧烤等刺激性食物不宜多吃。

（4）平时鼻局部及额面部可热敷，使局部的血液循环改善以达到治疗的目的。

（5）不用或少用滴鼻剂等药物治疗，这些药物具有血管收缩作用，如麻黄素、滴鼻净，治标不治本，长期使用容易造成药物性鼻炎，形成顽疾。

（6）冷热交替不可剧烈，不要长时间呆在过冷的空调房，进出空调房防止冷热交替剧烈引起感冒。

5. 病案举例

病案一

患儿：郑某，男，4 岁。

初诊时间：2015 年 8 月 7 日。

家长代诉：鼻塞，流黄涕 1 月，加重 1 周。

现病史：患儿平素食欲佳，1 月前因感冒后未予重视及治疗，遗留鼻塞，流黄涕，近 2 周鼻塞加重，夜间更甚，严重影响睡眠。现患儿精神尚可，纳食佳，面色萎黄，大便 1 次 / 日，粪质干硬。

查体：双气池呈褐色，咽不红，扁桃体不大，舌质红，舌边尖红，苔黄厚，鼻腔黏膜充血。

诊断：鼻炎（肺胃郁热）。

治则：疏风通窍，消积清热通便。

推拿处方：清肺经 500 次，清胃经 300 次，清肝经 500 次，清大肠经 300 次，从经络循行考虑点穴，运内八卦 300 次，揉合谷 100 次，清天河水 300 次，退六腑 300 次，开天门、推坎宫、揉太阳各 50 次，揉、擦迎香 100 次，拿、揉风池 1 分钟。

二诊患儿鼻塞有所减轻，依原方。

三诊患儿鼻塞明显改善，流涕减少。夜晚入睡好转，舌质淡红，苔薄黄。原方去清胃经，退六腑，清大肠改为调大肠，继续推拿 4 次。

七诊：鼻塞、流涕诸症消失，夜晚能平稳入睡，舌质淡红，薄白苔。推拿处方：清肺经200次，清板门100次，运内八卦300次，揉合谷50次，清天河水300次，开天门、推坎宫、揉太阳各50次，揉、擦迎香各100次，拿、揉风池30次，擦风门、肺俞至局部发热，继推3次巩固治疗。10次推拿结束后，患儿精神佳，面色黄而有光泽，双气池色正常，舌质淡，苔薄白。

治愈体会

炎热夏季，空调的使用相对较频繁，室内外温差大，小儿易患感冒，出现鼻塞、流涕、咽痛、头痛、打喷嚏等症状，不少家长以为孩子患感冒，常自服感冒药、消炎药，但效果并不明显，殊不知是鼻炎在作怪。中医学认为，鼻炎并不是鼻子的问题，而是反映出脏腑的功能失调。综合考虑患儿为肺胃蕴热所致，兼胃、肝两经之火，因肺经起于中焦，下络大肠，还循绕胃，故在治疗本经病同时，配合阳明经穴，而拟文中处方。同时在治疗的过程中，家长的配合及日常饮食起居的护理是治愈疾病的基础，三分治七分养。小儿反复感冒流涕，家长要引起重视，迁延易形成鼻炎，诊断为鼻炎后推拿治疗效果明显。

何玉华教授弟子　何玉华小儿推拿门诊

高级小儿推拿师　贺敏

病案二

患儿：武某，女，2岁。

初诊时间：2017年2月20日。

家长代诉：鼻塞、流涕两月余，加重半月。

现病史：患儿两月前鼻塞、流涕、喷嚏，伴咳嗽，诊断为感冒，经治疗后仍鼻塞流涕间断发作，家长以为感冒遗留，未予重视及治疗。近日鼻塞加重，伴流涕，严重影响睡眠，遂就诊于某医院，诊断为鼻炎，给予药物治疗（药名不详），效果欠佳。经朋友介绍，就诊于我处推拿治疗。

查体：患儿精神可，面色萎黄，舌质淡，苔白。咽、扁桃体未见异常。

诊断：鼻炎（风邪犯肺）。

治则：解表散寒，疏通鼻窍。

推拿处方：揉小天心300次、揉一窝风300次、揉外劳宫200次、清补肺经300次、清板门300次、补脾经300次、揉上马300次、清天河水200次、推三关100次、揉合谷100次、揉风池200次。鼻部操作：擦鼻翼两旁至微热发红，重揉迎香、鼻通。通阳灸：印堂、大椎、肺俞、风门、脾俞。

二诊：患儿鼻塞好转，仍流清涕，继续原方治疗。

治愈体会:

患儿由于失治、误治导致邪气久留,正气受伤,既要解表,同时需扶正。鼻局部操作采取近端取穴原则,通过手法刺激,加上通阳灸扶阳,邪祛正存,一周痊愈。

何玉华教授学生　何玉华小儿推拿门诊
高级小儿推拿师　杜青琳

【何玉华老师点评】

鼻炎是临床中常见的一种疾病,症状和感冒类似,主要表现为鼻塞、鼻痒、流鼻涕、喉部不适等。

中医认为鼻炎多因脏腑功能失调,加之外感风寒,邪气侵袭鼻窍而致。此病往往缠绵难愈,一则是正虚而邪恋,二则是外邪久客,化火灼津而痰浊阻塞鼻窍致脏腑功能失调,以肺、脾、肾三脏虚损为主。因此,治疗鼻炎先需治本,重点是温补肺气、健脾益气、温补肾阳。正气是祛邪的基础,扶正即祛邪,治鼻炎如此,治疗其他大病亦如此。

临床接诊中会发现一些家长带孩子看病,以鼻塞,流鼻涕为主诉,一问大多反复流清涕1周甚至更久,因为病症似感冒,所以家长总是以感冒来治疗,经常给患儿口服感冒药等,但仍不能"断根"。此时建议进行耳鼻咽喉科检查,大部分被确诊为"鼻炎"。但是口服药物经过胃肠道的消化吸收进入血液循环中,很少能够到达鼻黏膜表面来杀死病菌。因此最简单有效的解决办法就是用小儿推拿的方法治疗,配合通阳灸相应背俞穴及局部穴位通经活络、通利鼻窍,同时要求家长按疗程坚持治疗,并嘱患儿加强锻炼以增强体质,预防感冒。

6. 育儿小知识

(1)小儿鼻炎易并发腺样体炎、中耳炎、鼻窦炎、咽炎和支气管炎,长期炎性刺激又会导致腺样体肥大。因此孩子反复感冒或感冒迁延难愈需引起家长重视,掌握鼻病知识,尽早发现小儿鼻炎,及时干预治疗。

(2)小儿擤鼻涕的正确方法。一般人习惯用手绢或纸巾捏着孩子的双鼻孔擤鼻涕,这样会造成鼻涕倒流进鼻窦,使细菌感染鼻窦,患上鼻窦炎。正确的方法是:分别堵住一侧鼻孔,把鼻涕擤干净。多饮白开水和果汁,使鼻分泌物软化,减少呼吸道分泌物的堵塞,若分泌量过多,可以用热水、蒸汽雾化熏鼻。

(3)杜绝挖鼻。临床中有30%的鼻炎患者都是因为挖鼻引起,因此一定要改掉挖鼻的坏习惯。

二、扁桃体炎（乳蛾）

1. 疾病定义

乳蛾是以咽部旁侧状如蚕蛾，红肿疼痛，发热或不发热，咳嗽或偶咳为主的疾病。中医因其形状似蚕蛾，故称其为"乳蛾"，是小儿常见病及多发病，有急、慢性之分。西医为急、慢性扁桃体炎或急性扁桃体化脓。本病一年四季常可发生，症状轻重不一，与年龄、病因和机体抵抗力不同有关。

2. 诊断要点

（1）急性乳蛾：起病急，咽部喉蛾红肿疼痛，或发烧不退，头痛，咳嗽有痰，大便秘结，小便赤涩，或伴有黄色渗出物，扁桃体化脓表面或隐窝有脓点。

（2）慢性乳蛾：起病缓慢，或迁延日久，咽部喉蛾肿大，其色暗红或紫红，或有微咳，无发热，夜睡微有烦躁，睡时发鼾声，或见便秘，小便色黄。

3. 辨证论治

（1）外感风热

症候：起病急，发热，咽痛，扁桃体充血肿大，可伴头痛，恶风，微汗，口渴，大便秘结，小便色黄，舌红，苔薄黄。

治则：疏风清热，清热利咽。

推拿处方：开天门，推坎宫，揉太阳，拿风池，清天河水，退六腑，揉合谷，掐少商。

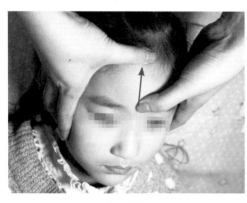

开天门

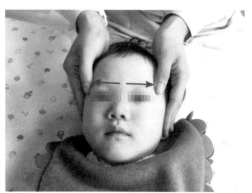

推坎宫

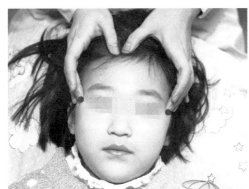

揉太阳

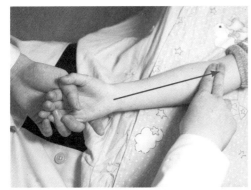

拿风池

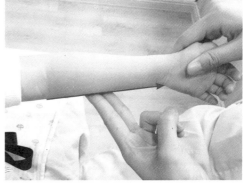

清天河水

退六腑

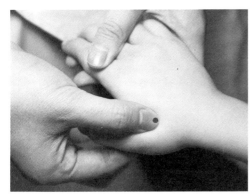

揉合谷

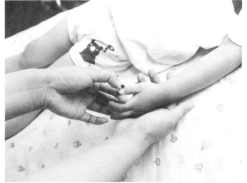

掐少商

（2）脾胃积热

症候：发热不退，扁桃体肿大，吞咽困难，身热腹热，口中异味，大便干结，小便赤涩，舌红苔黄腻。

治则：清胃热，利咽解毒。

推拿处方：下推天柱骨，清胃经，清板门，清大肠经，清肺经，清肝经，清天河水，退六腑，挤捏大椎。

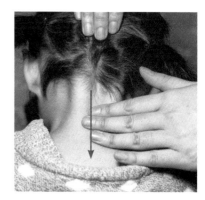

下推天柱骨

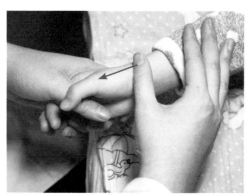

清胃经

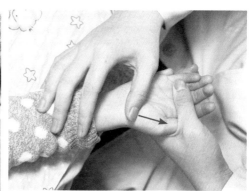

清板门

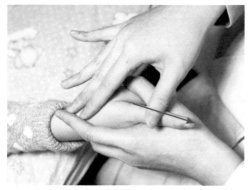

清大肠经

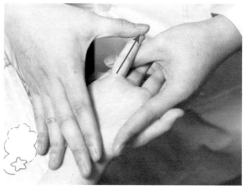

清肺经

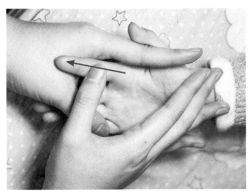

清肝经

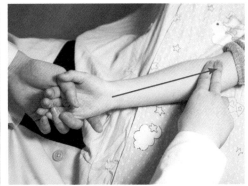

清天河水

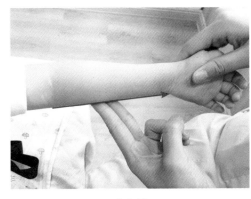

退六腑

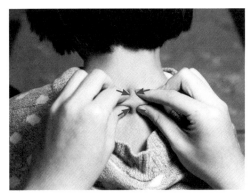

挤捏大椎

（3）肺肾阴虚

症候：反复咽部不利，咽干口燥，清嗓频频，干咳少痰，伴盗汗、自汗，身体消瘦，心烦少寐，手足心热，口唇红赤，苔少或剥落苔。

治则：滋阴降火，利咽。

推拿处方：揉上马，揉涌泉，补肾经，分手阴阳，揉天突，揉合谷，掐少商，挤捏大椎。

4. 预防调护

（1）慢性扁桃体炎的患儿应养成良好的生活习惯，保证睡眠时间充足，随天气变化及时增减衣服。

（2）患儿应养成不挑食、少食刺激性食物的良好习惯。

（3）注意保持口腔清洁，饭后漱口。

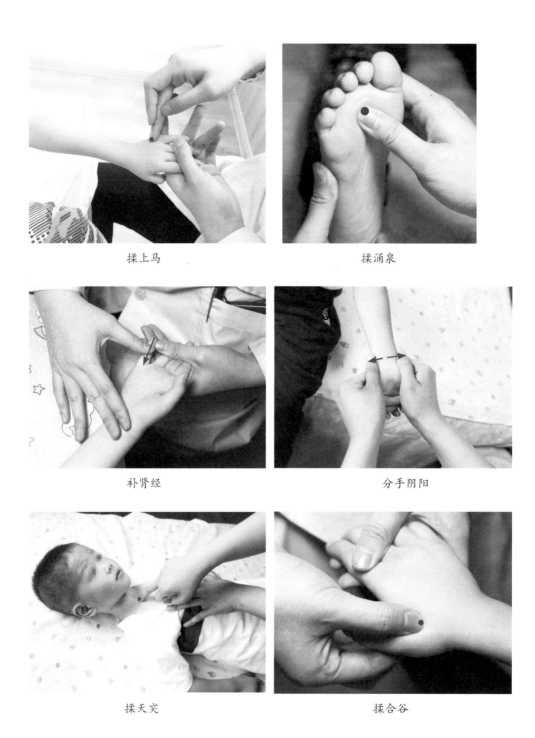

揉上马

揉涌泉

补肾经

分手阴阳

揉天突

揉合谷

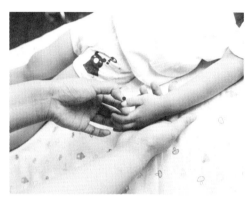

掐少商

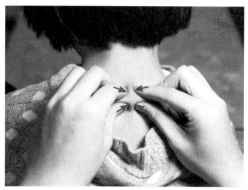

挤捏大椎

（4）不要带患儿到影院、商城等人员密集的场所，特别是在呼吸系统疾病流行之际。

（5）注意加强饮食营养，增强体质，提高机体抵抗力。

（6）当孩子体温过高时，要积极采取物理降温措施，以避免细菌在体内产生毒素。

5. 病案举例

患儿：徐某，女，四岁半。

初诊时间：2015 年 7 月 21 日。

家长代诉：发热 10 余小时。

现病史：患儿平素易感冒，易扁桃体发炎，食欲旺。昨晚无明显诱因突然发热，体温 38℃，无流涕、咳嗽、腹泻等症状，平素大便 1~2 次 / 日，近两日大便未行。

查体：患儿精神一般，舌尖红，苔微黄厚。咽红赤充血，扁桃体 II° 肿大。

诊断：乳蛾（脾胃积热）。

治则：清肠胃热，利咽解毒。

推拿处方：清胃经 500 次，清肝经 300 次，清肺经 500 次，清大肠经 500 次，运内八卦 200 次，揉内劳宫 10 分钟，揉总筋 3 分钟，揉上马 5 分钟，清天河水 300 次，退六腑 200 次，掐少商 10 次，推天柱骨 300 次，推脊 100 次。

一诊后仍发烧，体温持续在 37.6℃ ~38℃间，精神一般，嘱患儿食用易消化饮食，忌食寒凉、海鲜、肉食等，连续推拿 4 次，穴位不变，推拿次数微调，体温及咽、扁桃体恢复正常而获痊愈，治疗期间未服抗生素。

治愈体会

在何玉华小儿推拿门诊接诊的发烧患儿中，扁桃体肿大者占据一多半，且大多数宝宝几乎每月发病一次。究其原因，此类患儿多数家庭条件富裕，食物供给优越，常致患儿饮食不节，喜食肥甘厚味、零食等，而平素孩子运动量不足致食物瘀积，肺胃蕴热上蒸咽喉，引起扁桃体肿大。因此在推拿治疗中，我们需对患儿家长进行饮食指导，培养孩子健康的饮食及生活习惯，才能从根本上避免反复的扁桃体肿大。

何玉华教授弟子　山西原平佑安堂小儿推拿调理中心
高级小儿推拿师　高荣

三、疱疹性咽峡炎

1. 疾病定义

疱疹性咽峡炎是由肠道病毒引起的以急性高热和咽喉部疱疹溃疡为临床表现的一种疾病。其特点是突发高热、传染性强、传播快；以粪-口传播或呼吸道传播为主要传播途径，7、8、9月份为高发期。

2. 诊断要点

（1）骤发高热，体温多在38.5℃以上。

（2）咽喉疼痛，咽后壁可见灰白色疱疹，周围绕以红晕，随后水疱溃破为浅小溃疡，最终逐渐愈合。

（3）伴有头疼、厌食、呕吐和颈、腹及四肢疼痛。

3. 辨证论治

（1）风热乘脾

症候：口疱初起，见疱疹、溃疡、流涎，伴发热、恶寒，咽红、舌尖红，舌薄白或薄黄，指纹浮紫。

治则：疏风清热，解毒安神。

推拿处方：开天门、推坎宫、揉太阳、拿风池、清补脾经、清胃经、揉内劳宫。

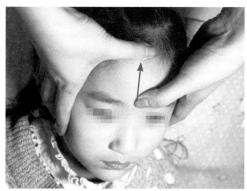

开天门

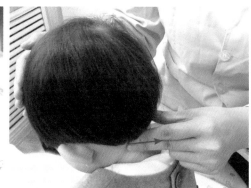

推坎宫

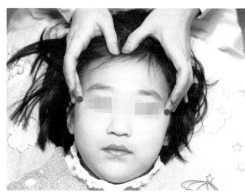

揉太阳

拿风池

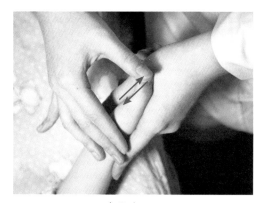

清补脾经

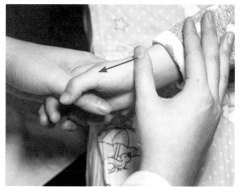

清胃经

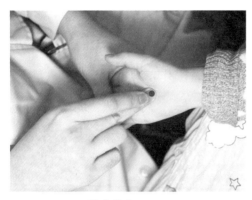

揉内劳宫

（2）脾胃积热

症候：口腔溃疡较多，周围红赤，疼痛拒食，烦躁易哭闹、涎多、小便黄、大便干结或发热面赤，舌质红，苔黄或黄腻，指纹紫滞。

治则：清热泻火，解毒通腑。

推拿处方：揉小天心、补肾经、清板门、运内八卦、掐揉四横纹、清肺平肝、泻大肠经、退六腑、揉博阳池。

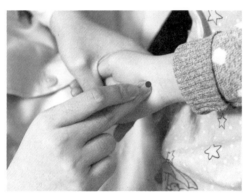

揉小天心

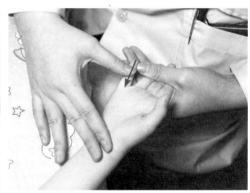

补肾经

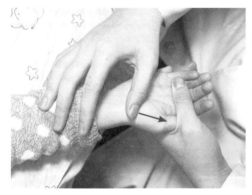

清板门

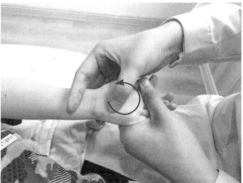

运内八卦

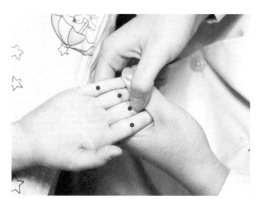

掐揉四横纹

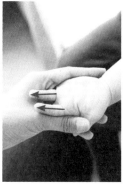

清肺平肝

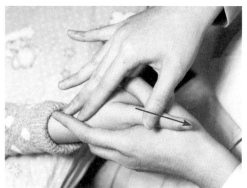

泻大肠经

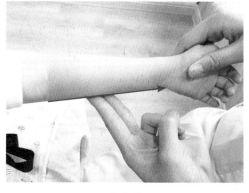

退六腑

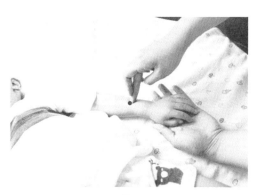

揉膊阳池

4.预防调护

（1）对于轻、中度发热，推拿配合物理降温；体温超过38.5℃，可配合针刺放血（耳尖或十宣）或背部刮痧；有高热惊厥史、体温高于38.5℃、精神欠佳者，需配合药物治疗。

（2）注意家庭卫生，环境通风。

（3）经常给宝宝洗手，清洗、消毒宝宝的玩具。

（4）多给宝宝吃富含维生素的青

菜，忌食辛辣油腻。

（5）尽量少去人员密集的公共场所。

（6）勤检查宝宝身体状况。

5. 病案举例

患儿：张某，男，4岁。

初诊日期：2016年6月27日。

家长代诉：高热1天（现体温39.2℃）。

现病史：患儿一天前食肉过多，大便一日未行，昨晚突发高热，最高39.0℃，口服布洛芬混悬液后体温下降，间隔不到4小时体温再次升高达39.0℃左右。现患儿精神萎靡，食欲不振、咽痛、腹部不适，舌质红，苔黄厚。

查体：精神欠佳，发热面容，唇红，咽红赤，咽部可见数个小红点，扁桃体无肿大。

诊断：疱疹性咽峡炎（脾胃积热）。

推拿处方：揉小天心300次，补肾经500次，清板门500次，运内八卦300次，四横纹300次，清肺平肝300次，泻大肠经500次，退六腑300次，揉膊阳池200次，下推脊5遍。推拿后体温下降。约两小时后体温再次升高至39.0℃，查咽部可见疱疹，周围有红晕。

继原方推拿一次并针刺十宣放血。

次日体温正常，精神转佳，知饥欲食，舌质略红，苔薄黄。守方守法继续推拿2次后疱疹消失，而获痊愈。

> 何玉华教授学生　何玉华小儿推拿门诊
> 高级小儿推拿师　孙贺茹

【何玉华老师点评】

疱疹性咽峡炎为儿科常见疾病，且临床上多发于婴幼儿，多由感染柯萨奇病毒引起，以高热、咽痛、拒食、流涎为主要症状，小儿为稚阴稚阳之体，患病后传变迅速，易寒易热、易虚易实，若辨证处方煎药，费时且患儿不易接受，家长喂药亦十分困难，现代医学治疗本病尚无特效药，临床多予抗病毒、补液等对症支持治疗，然而疗效并不确切且副作用较大。小儿推拿及中药穴位贴敷治疗应用于儿科，可避免儿童因口服药物带来的困难，且小儿的皮肤娇嫩，对药物易于吸收，对穴位的刺激更为敏感。临床具有疗效显著、使用安全、毒副作用甚少等优点。疱疹性咽峡炎预防尤为重要。因其以密切接触及粪-口途径为主要传播方式,故在其高发的夏、秋季节,应注意尽量避免带小儿到人多的公共场所,并保持小儿主动与被动(如小儿的抚触、按摩)的运动锻炼以增强体质,抵御外邪。

诊断方面,因儿科为"哑科",且小儿于诊察时多不愿配合,故更要求我们在诊察时要细心,局部检查要充分暴露病灶部分,尽量避免误诊、漏诊。

推拿治疗方面,一般可分三个阶段:第一阶段(热毒炽盛)应以透发为主,可选用清天河水、退六腑、清肺平肝、清心经、泻大肠经,使用重手法时以患儿能承受为度。第二个阶段(疱疹渐收)以健脾为主,补脾经、推揉四横纹、运内八卦、退六腑。第三个阶段(疱疹基本消失)以扶正气为主,揉板门、清胃经、补脾经、开天门、推坎宫、运太阳、揉耳后高骨。

治疗过程的同时,还要做好患儿及家长的思想工作,消除其紧张心理,以配合治疗。

四、腺样体肥大

1. 疾病定义

腺样体也叫咽扁桃体或增殖体,位于鼻咽部顶部与咽后壁处,属于淋巴组织,表面呈橘瓣样。腺样体会随着年龄的增长而逐渐变大,2~6岁时为增殖旺盛期,7岁以后逐渐萎缩。因为炎症的反复刺激,腺样体会发生病理性增生,从而引起鼻塞、张口呼吸、打鼾的症状,本病多见于儿童,常与扁桃体肥大合并存在。

2. 诊断要点

(1)耳部症状:腺样体肥大或咽鼓管口淋巴组织增生均可使咽鼓管咽口阻塞,引起该侧分泌性中耳炎,导致听力减退(传导性耳聋)和耳鸣,甚至化脓性中耳炎。

(2)鼻部症状:肥大的腺样体及黏性分泌物可堵塞后鼻孔,分泌物在鼻腔内不易流出,会并发鼻炎、鼻窦炎,或加重其炎症的症状。患儿常张口呼吸,说话时带闭塞性鼻音,睡眠时会出现打鼾。

(3)咽、喉及下呼吸道症状:分泌物向下移动并刺激呼吸道黏膜,常引起阵咳，易并发气管炎、低热，下颌角淋巴结可肿大。

（4）全身症状：主要为慢性中毒及反射性神经症状。鼻咽分泌物常被患儿咽入胃中，引起胃肠活动障碍，导致儿童厌食，呕吐、消化不良，继而营养不良。

（5）因长期张口呼吸，致使面骨发育障碍，上颌骨变长，硬腭高拱，牙列不整齐，上切牙外露，唇厚，面部缺乏表情，有痴呆表现，形成"腺样体面容"。

3. 辨证论治

（1）肺胃实热

症候：鼻塞，流黄涕，甚则张口呼吸，夜间打鼾，咳嗽，食欲旺，烦躁口渴，溲赤便秘，唇红咽红，舌红苔黄厚。

治则：清热化痰，消肿散结。

推拿处方：清肺经、清胃经、清大肠经、运内八卦、退六腑、清天河水、掐揉四横纹、揉足三里、揉丰隆、揉脾俞。

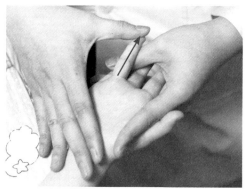

清肺经

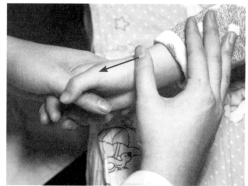

清胃经

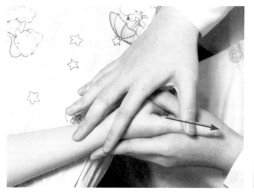

清大肠经

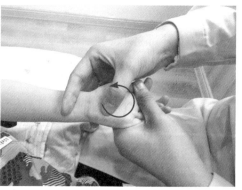

运内八卦

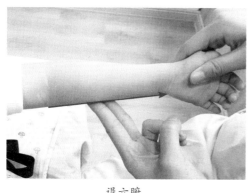

退六腑

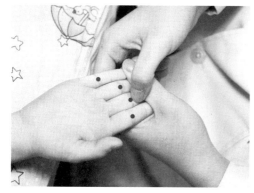

清天河水

掐揉四横纹

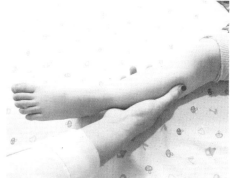

揉足三里

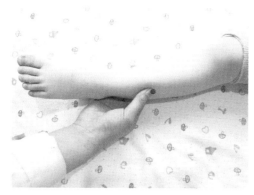

揉丰隆

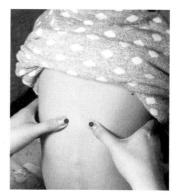

揉脾俞

（2）痰湿蕴结

症候：鼻塞，流涕，甚则张口呼吸，夜间打鼾，咳嗽，痰多，食少纳呆，困倦乏力，舌质淡，苔白腻。

治则：健脾祛湿、化痰散结。

推拿处方：清补脾经、清肝经、清肺经、掐揉四横纹、运内八卦、揉掌小横纹、揉足三里、揉丰隆、揉肺俞、揉脾俞。

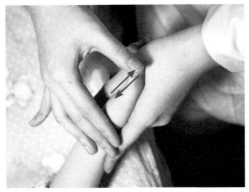

清补脾经

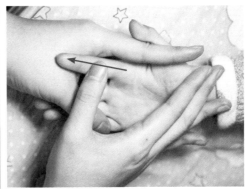

清肝经

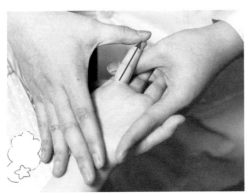

清肺经

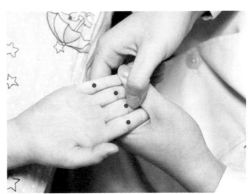

掐揉四横纹

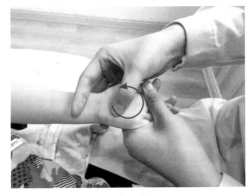

运内八卦

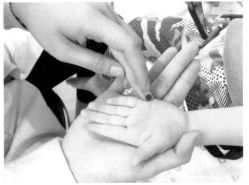

揉掌小横纹

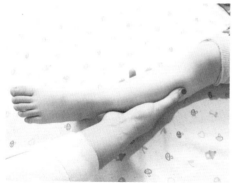

揉足三里　　　　　　　　　　　　揉丰隆

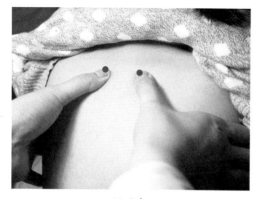

揉肺俞

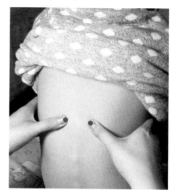

揉脾俞

（3）气阴两虚

症候：鼻塞，打鼾，病程迁延，神疲乏力，手足心热，盗汗，舌质偏淡，苔花剥。

治则：益气养阴通窍。

推拿处方：补肺经，补脾经，补肾经，运内八卦，揉膻中，揉风门，揉肺俞，清天河水，揉外劳宫。

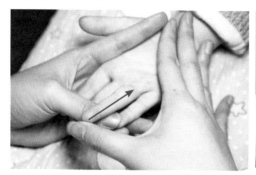

补肺经

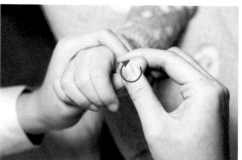

补脾经

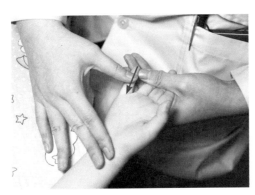

补肾经

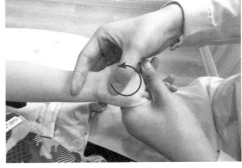

运内八卦

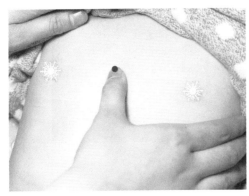

揉膻中

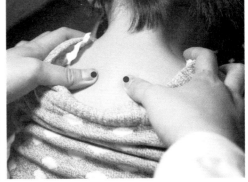

揉风门

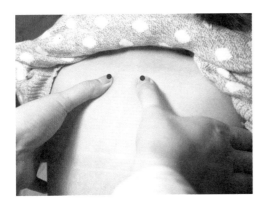

揉肺俞

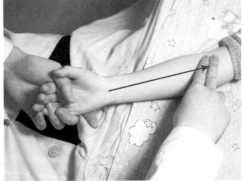

清天河水

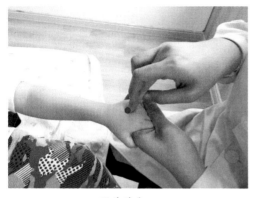

揉外劳宫

4. 预防调护

（1）控制孩子的饮食量，避免食积而化热。

（2）饮食结构合理，尽量减少辛辣、油腻食品及高热量食品的摄入，增强孩子的体质，提高其机体抵抗力。

（3）尽量避免长期感冒，如有流鼻涕、鼻塞、咳嗽、搓鼻子、揉眼睛、打喷嚏，伴有听力不好、明显打鼾等症状和行为，则应去医院诊断治疗。

（4）每晚睡前用海盐水给孩子洗鼻腔，把分泌物和病菌清洗出来。

5. 病案举例

病案一

患儿：金某，男，6 岁。

初诊日期：2015 年 6 月 12 日。

家长代诉：间断咳嗽 1 月。

现病史：患儿间断咳嗽 1 月，伴鼻塞，流黄涕。晚间入睡打鼾，呼吸不畅，影响睡眠，平素食欲旺、喜肉食，大便 2～3 日一行，略干。曾就诊于省儿童医院，鼻咽镜检查示：鼻后孔堵塞 2/5，诊为"腺样体肥大"，该院医生建议手术治疗，经朋介绍患儿家长暂推手术治疗，主张保守治疗观察，先来我处要求推拿治疗。

查体：患儿精神尚可，面色萎黄，双气池呈褐色，扁桃体Ⅲ°肿大，舌尖红，苔黄，肺部听诊未闻及干、湿性啰音，患儿既往有鼻炎史。

诊断：腺样体肥大（肺胃实热兼痰热型）。

推拿处方：清肺经 300 次，清心经 300 次，清大肠经 500 次，清板门 300 次，清胃经 300 次，运内八卦 300 次，揉合谷，掐揉少商，清天河水 500 次。

开天门、推坎宫、揉太阳、揉攒竹、揉迎香各 100 次，擦鼻翼两侧，揉颧髎、下关、听宫、拿风池，擦风门、肺俞至局部发热，推天柱骨。

推拿 3 次后：咳嗽明显减轻，鼻道分泌物明显减少，鼾声明显减轻。继续目前推拿处方。

推拿 6 次后：患儿母亲喜诉，鼻已通，鼾声已消失，夜眠安。

推拿 9 次后：继续巩固治疗三天，临床痊愈。嘱定期保健巩固治疗，定期门诊复查。

治愈体会

从本例患儿的现病史、查体及既往病史中，了解到患儿曾有鼻炎、腺样体肥大及扁桃体肿大病史及症状，而此三种疾病可相互影响，互为因果，也都可有打鼾症状，而反复多次的感冒、鼻炎、扁桃体炎刺激腺样体病理性增殖，引起鼻塞、打鼾。推拿治疗以局部操作，分别作用于鼻、耳、咽喉，加强局部气血运行，改善局部瘀阻之症，同时积极治疗鼻炎和扁桃体炎，以达理想疗效。

何玉华教授弟子　何玉华小儿推拿门诊

高级小儿推拿师　贺敏

病案二

患儿：马某，男，6 岁。

初诊日期：2015 年 6 月 10 日。

家长代诉：间断咳嗽月余，伴鼻塞，打鼾。

现病史：患儿 1 年前因鼻涕倒流，腺样体肥大间断咳嗽 3 月，曾输液治疗效果不明显。1 月前患儿咳嗽未予处理，反复 1 月未愈，伴鼻塞、流脓涕、打鼾。近 1 周夜睡打鼾严重，张口呼吸，出现平卧呼吸困难突然坐起，影响睡眠，白天偶出现头痛，头晕。就诊于山西省儿童医院诊断为腺样体肥大，建议手术切除。鼻内窥镜示：鼻后孔堵 3/4。其母亲不愿手术治疗，欲尝试推拿。

查体：患儿精神尚可，面色偏黄。双气池呈褐色，双侧鼻道黏脓性分泌物量多，鼻甲红肿，咽淡红，扁桃体Ⅱ°肿大，咽后壁有少许淋巴滤泡，舌尖红，苔黄。听诊肺部未闻及干湿性啰音。

诊断：腺样体肥大（肺胃实热兼肾阴不足）。

推拿处方：补肾经 700 次，清板门 500 次，揉小天心 200 次，揉一窝风 100 次，清补脾经 500 次，运内八卦 300 次，掐揉四横纹 200 次，清肺经 300 次，清大肠经 300 次，退六腑 300 次，揉膊阳池 200 次，手法竖擦华佗夹脊穴、膀胱经，横擦肺俞，点按合谷、少商、商阳、新建，点刺放血，隔日一次。

治疗：推拿治疗 2 个疗程，20 次，鼻无充血肿胀，睡眠安稳，打鼾基本消失，体重增加；继续推拿 1 个疗程。之后每周推拿调理 2 次。

治愈体会

腺样体是扁桃体的重要组成部分，是人体重要的免疫器官，尤其是儿童期局部免疫的关键。如果腺样体肥大就直接手术治疗，对患儿而言手术存在风险，有副作用，并且复发率高，对家长而言增加了心理及经济负担，同时切除腺样体后，会造成患儿暂时性免疫缺陷，使细菌病毒直达肺部，患儿抵抗力下降，更不利于儿童身体健康。因此，腺样体肥大建议先保守治疗，选择小儿推拿，从根本上对儿童自身体质进行调理。如果腺样体肥大影响到耳部，出现耳鸣、化脓性中耳炎等耳部症状时需手术治疗。

何玉华教授弟子　何玉华小儿推拿门诊
主治医师　秦霞

6. 育儿小知识

小儿腺样体肥大有什么危害？

由于小儿鼻咽部比较狭小，当腺样体肥大时，会因鼻塞出现张口呼吸，尤其夜间睡眠时舌及咽部的肌肉放松后造成舌根向后面轻度下垂，使呼气时排气受到影响，会使症状加重。长期的张口呼吸，气流会冲击硬腭，使之变形、高拱，久而久之面部的发育也会变形，出现上唇短厚翘起、下颌骨下垂、鼻唇沟消失、硬腭高拱、牙齿排列不整齐、上切牙突出、咬合不良、鼻中隔偏曲等，面部肌肉不易活动，缺乏表情，称之为"腺样体面容"。患儿的鼻涕向咽部倒流，刺激下呼吸道黏膜，还会引起咳嗽，容易患气管炎。

另外，患儿长期用口呼吸、鼻子不通气，易造成头部缺血、缺氧，出现精神萎靡、头痛、头晕、反应迟钝等现象。由于儿童发育需要大量的氧，而腺样体肥大会使孩子在睡眠中严重缺氧，直接导致脑部发育的供氧不足，引起促生长激素分泌减少，不但影响孩子的发育，并且身体抵抗力下降，还将影响到孩子今后的智力。所以，这类孩子不仅易患呼吸道感染，而且易患鸡胸、漏斗胸，长期呼吸道阻塞严重时还会导致肺扩张换气不良，引起肺动脉压升高，甚至诱发肺源性心脏病。

因此严重的腺样体肥大危害不小。小儿如果有腺样体肥大就应该对证治疗。如果症状不是十分严重，可以先观察一段时间，预防呼吸道感染，腺样体也有可能逐渐萎缩，当然这是最理想的了。对于腺样体肥大，当前最好的治疗办法是手术切除，术后效果良好，一般是4岁以上即可手术。但如果等孩子出现"腺样体面容"，就很难再恢复了，那就非常遗憾了。至于是否达到手术指征，要听取鼻咽科医生的意见。

五、麦粒肿

1. 疾病定义

麦粒肿，中医称"针眼"，是指睑板腺或睫毛毛囊周围的皮脂腺受葡萄球菌感染所引起的急性化脓性炎症。以局部红肿、疼痛，出现硬结及白色脓点为主要临床表现。是一种常见的眼表疾病。

2. 诊断要点

（1）眼睑局限性红肿、疼痛，触之可及硬结及压痛。
（2）睑板腺导管开口处充血、隆起，可伴有结膜水肿。
（3）数日后硬结变软，脓肿形成，脓点出现在睑结膜面。
（4）脓肿破溃后脓液排出，红肿消退，症状缓解。
（5）耳前或下颌淋巴结肿大和压痛。
（6）重者可有全身发热等症状。

3. 辨证论治

（1）实证
睑缘局部充血肿胀，红肿热痛明显，继而逐渐硬结，软化后发展为白色脓疱，重者伴耳前及颌下淋巴结肿大，可伴全身发热、大便秘结、小便短赤，舌红苔黄脉滑数。起病急，易康复。
治则：清热解毒。
推拿处方：清肝经、清心经、清肺经、清胃经、清天河水、退六腑、揉内劳宫。

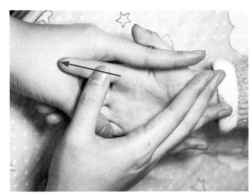

清肝经

清心经

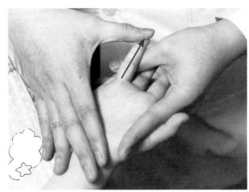

清肺经

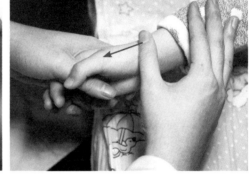

清胃经

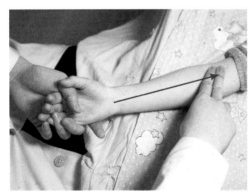

清天河水

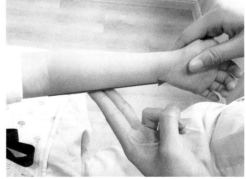

退六腑

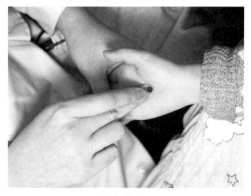

揉内劳宫

（2）虚证

睑缘局部肿胀，红肿热痛不明显，多为暗红色，可伴有手足心热、心烦易怒，舌红苔剥，脉细数。病情反复，迁延不愈。

治则：清热养阴。

推拿处方：清肝经、清心经、清肺经、补脾经、补肾经、揉内劳宫、揉上马、揉涌泉。

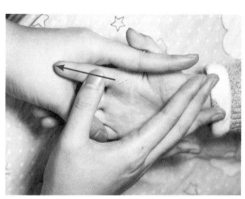

清肝经

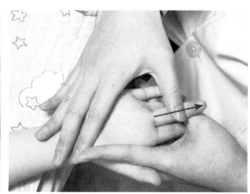

清心经

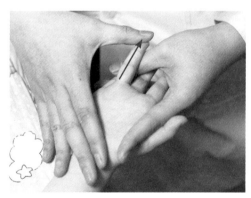

清肺经

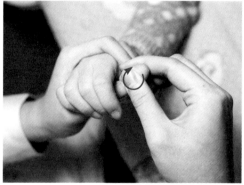

补脾经

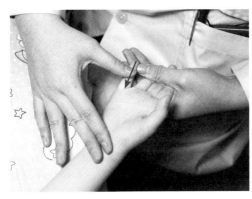

补肾经

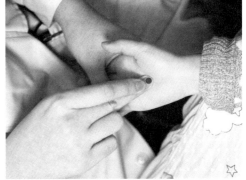

揉内劳宫

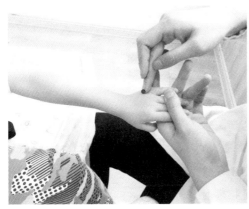

揉上马

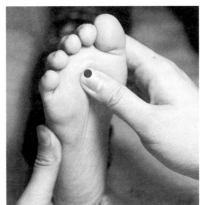

揉涌泉

4. 预防调护

（1）饮食量不宜过多。小儿饮食不知自调，常常饮食过饱，脾胃不能正常运化，导致食积生热，上犯于胞睑。因此在饮食上应清淡为主，长期的食积损伤脾胃，会对孩子成长带来不利因素。

（2）饮食清淡，少食肥甘厚味。中医认为肉食易生痰，痰聚于体内又极易化热，痰热上犯，宝宝就极易患胞睑疾病，羊肉、牛肉、狗肉等热性极大，过食极易上火。

（3）忌食发物，我们通常说的发物包括海鲜、羊肉、鱼虾、鸡蛋等，吃着药再吃这些发物就好像一边灭火，一边添柴扇风，药物的作用完全抗衡不了失调的饮食。

（4）适当服食蔬菜水果，蔬菜水果多属于阴性食物，滋阴清热。

（5）若孩子还在服用奶粉阶段，可适当减少奶粉量，我们知道为了弥补非母乳喂养的不足，现在的奶粉中添加了许多营养物质，很多宝宝吃了都会上火。

5. 病案举例

病案一

患儿：王某某，男，10 岁。

初诊时间：2017 年 7 月 15 日。

家长代诉：左下眼睑红肿 5 天。

现病史：患儿最近活动量大，饮用水量不够，导致左下眼睑有黄豆大小红肿，未化脓，疼痛，有轻微痒感，舌质淡，舌尖红，薄白苔，大便日一行，便质正常，目前用妥布霉素滴眼液和冰敷治疗。

诊断：外麦粒肿（实证）。

治疗：清热解毒。

推拿处方：清肝经 8 分钟，清心经 3 分钟，清天河水 5 分钟，退六腑 10 分钟，运内劳宫 5 分钟，揉上马 5 分钟，揉太冲 5 分钟。配合耳尖放血、滴眼液治疗。

二诊：眼睛红肿部位溃破，家长已用棉签把脓水挤净，继续前方治疗。

四诊：红肿部位已缩小至绿豆大小，退六腑减至 5 分钟，继续前方治疗。

治愈体会

肝为风木之脏，开窍于目，内藏相火，木火炽盛，上冲头面，常犯肝窍，患儿初期热象明显，应清热滋阴，行气活血，泻火通便，待脓肿溃破后，把脓液挤净，治疗以养阴清余热为主。

何玉华教授弟子　何玉华小儿推拿门诊

高级小儿推拿师　赵韫川

病案二

患儿：贾某某，男，4 岁。

初诊时间：2012 年 4 月 11 日。

家长代诉：左下眼睑外角反复红肿 2 月，再次发作 2 天。

现病史：患儿左下眼睑外角反复红肿 2 月，曾多次就诊于某儿童医院眼科行穿刺引流术，脓液引出后肿消，但时隔不久左下眼睑外角再次红肿，再次引流。本次无明显诱因原处再次红肿，恐患儿再引流疼痛，经朋友介绍要求推拿治疗。刻下见患儿左下眼睑外角处有一麦粒大小高出眼睑的淡红色肿物，可见针尖样小脓栓，未溃破，疼痛伴痒。平素食纳可，喜肉食，大便 2～3 日一行，粪质干硬。舌边尖红，苔薄黄。

诊断：外麦粒肿（正虚邪恋）。

治疗：疏风清热为主，佐以健脾清胃。

推拿处方：清补脾经 3 分钟，清胃经 2 分钟，清肝经 1 分钟，揉肾纹 2 分钟，清天河水 5 分钟，退六腑 10 分钟，运内劳宫 2 分钟，揉上马 5 分钟，推三关 0.5 分钟，头面四大手法各 1 分钟。

三诊：左下眼睑肿处有溃破倾向，继续前方推拿治疗。

五诊：左下眼睑肿处已溃破，红肿部位已明显缩小，去推三关、清脾经。继前方巩固治疗。

七诊：诸证悉除，以健脾益气为主巩固治疗三次结束疗程。

治愈体会

春天是多发传染性、流行性眼病的季节，麦粒肿多属脾胃蕴热，外感风热邪毒，上攻于目，导致壅阻于胞睑皮肉经络。本案患儿由于反复左下眼睑外角红肿 2 月，就诊前无明显诱因再次发作 2 天，因恐再次穿刺引流，要求推拿治疗。查体发现患儿左下眼睑外角虽肿，但肿处皮肤呈淡红色。结合病程考虑为虚证，但由于患儿平素喜肉食，且大便干硬，2～3 日一行，舌边尖红，苔薄黄。则考虑脾胃蕴热，风热邪毒上攻于目，壅阻于胞睑皮肉经络，推拿治疗前期以疏风清热为主，佐以健脾清胃，后期左下眼睑肿处已溃破，红肿部位已明显缩小，治疗则以健脾益气为主巩固治疗。共治疗七次，2 个月的顽疾痊愈。免除了患儿再次穿刺引流的痛苦。

【何玉华老师点评】

麦粒肿属于胞睑疾病，胞睑属五轮学说中的肉轮，内应于脾，脾与胃相表里，故当胞睑有病时，多责之于脾和胃。脾主升清，胃主降浊，脾胃密切配合，完成气血的生化，脾胃居于中焦，既是清阳之气生发之所，又是清阳之气升降之枢。可见脾胃功能正常与否直接关系到眼的功能状态。尤其是在临床上治疗儿童眼病，更应该注重调理脾胃，区分虚实，实则清泻，虚则补之，健脾和中，温消化积。病案一病程短，眼睑下有明显的红、肿、热、痛的表现，中医讲"目者，肝之外候"，肝木火炽盛，上冲头面所致，病属实证，以清肝经热毒为治，重用清肝经时长8分钟，退六腑10分钟。配合耳尖放血，实乃泻之。具有开导疏泄足太阳经之功，太阳经气疏通，气血得行，肿胀自消，起到清热排毒，活血消肿，祛风止痒的功效。耳尖放血疗法简便、安全、价廉，具有其他疗法不可比拟的优越性。病案二患儿反复发生麦粒肿2月，查体发现患儿左下眼睑外角虽肿，但肿处皮肤呈淡红色。结合病程考虑为虚证，但由于患儿平素喜肉食，且大便干硬，2～3日一行，舌边尖红，苔薄黄，则考虑脾胃蕴热，风热邪毒上攻于目，壅阻于胞睑皮肉经络所致正虚邪恋，故治疗从脾论治取得满意效果。以上两个病案虽均为麦粒肿，但由于发病时间及病因病机不同，表现的症候也各异，立法选穴也不同，充分体现了中医"同病异治"的辨证思想。

第四节　皮肤疾病

一、湿疹（奶癣）

1. 疾病定义

初期多见于肥胖婴儿之面颊部，起病急，多数群集的小红丘疹及红斑分布密集，随后融合成片状红斑，上有灰白色皮屑。很快变成水疱丘疹，疱破后渗液糜烂，结痂，剧烈瘙痒。中期皮疹反复发作，皮肤以小丘疹为主，渗液，红肿皮痂逐渐减轻，时有白色鳞皮或遗留部分疱疹及糜烂面，瘙痒减轻，持续时间较长。后期皮肤肥厚粗糙，发生苔藓性改变，色素沉着。

2. 诊断要点

（1）辨皮疹形态：皮疹以干燥、脱屑为主的多由血虚风燥所致，多见于形体消瘦、营养不良的小儿；若皮疹以水疱、糜烂、渗出为主，多见于湿盛蕴热的肥胖婴儿；若湿疹盘有发热、小便短赤、大便干结者，多见于湿热俱盛。

（2）常对称分布于面颊、额部、头皮及皮肤褶皱处，严重者可涉及腰背甚至全身。

（3）多在婴儿出生1～6个月发病，2岁以内皮疹逐渐减轻，有些可自愈，少数可迁延不愈。

（4）严重的瘙痒感，病情反复，久病可见鳞屑、薄痂、苔藓样改变，皮肤干燥，皮肤肥厚明显。

3. 辨证论治

（1）湿热俱盛

症候：皮疹见红斑、水疱、糜烂、脓水淋漓、味腥而黏或有结痂，瘙痒难忍，皮疹发于头面及躯干，四肢的屈侧面。伴有小便短赤，大便干结，舌红，苔黄腻，脉滑，指纹青紫。

治则：清热止痒，祛风除湿。

推拿处方：清补脾经，清大肠经，运内八卦，揉小天心，揉内劳宫，清小肠经，退六腑，推脊，揉血海、揉足三里、揉风市、揉三阴交。

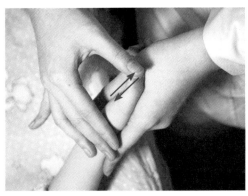

清补脾经

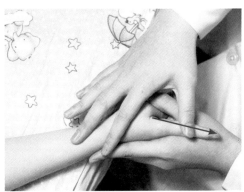

清大肠经

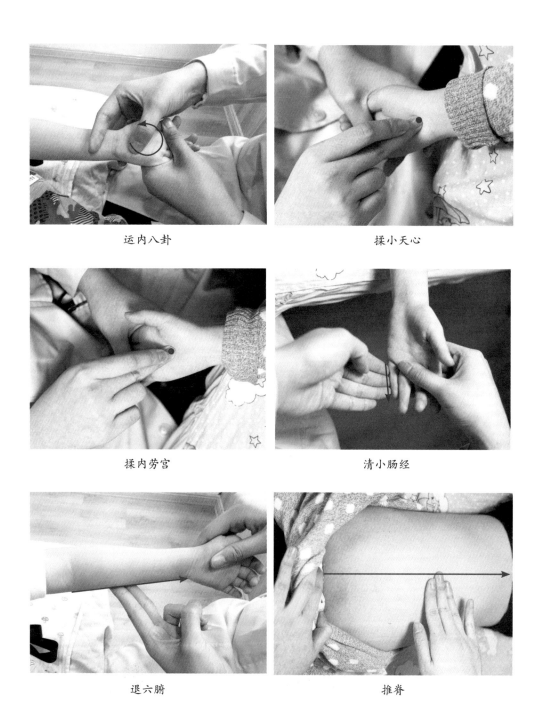

运内八卦

揉小天心

揉内劳宫

清小肠经

退六腑

推脊

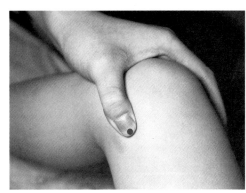

揉血海

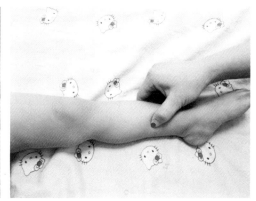

揉足三里

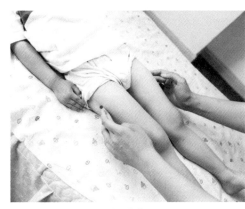

揉风市

揉三阴交

（2）脾虚湿盛

症候：皮疹颜色暗红不鲜，表面有水疱、渗液和结痂，伴有纳差、大便稀溏、腹胀、吐乳、舌淡、苔白腻、脉濡缓，指纹淡红。

治则：健脾除湿，祛风止痒。

推拿处方：分手阴阳，清补脾经，运内八卦，掐揉四横纹，清肺平肝，清大肠经，清天河水，退六腑，揉小天心，揉一窝风，揉曲池，揉风市，揉足三里，揉三阴交。

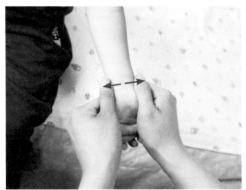

分手阴阳

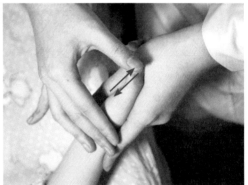

清补脾经

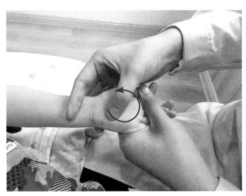

运内八卦

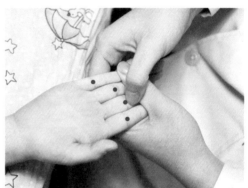

掐揉四横纹

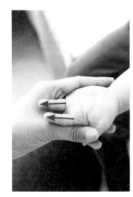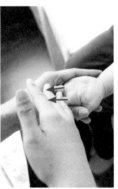

清肺平肝

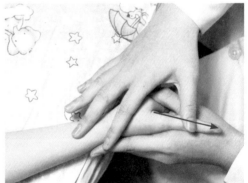

清大肠经

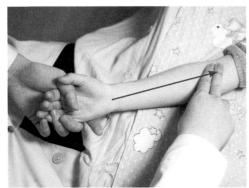

清天河水

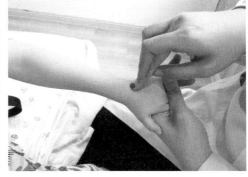

退六腑

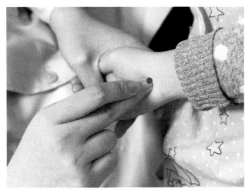

揉小天心

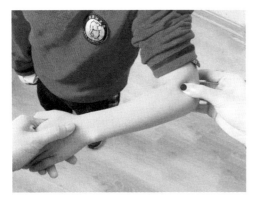

揉一窝风

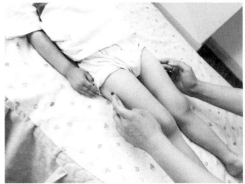

揉曲池

揉风市

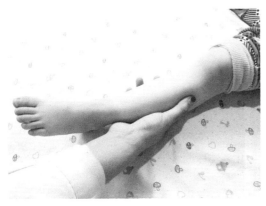

揉足三里

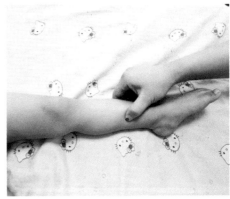

揉三阴交

（3）血虚风燥

症候：皮疹干燥、鳞屑、色素沉着、苔藓样改变、瘙痒剧烈，皮肤肥厚粗糙，抓破有少量渗液。口干、夜寐不安、大便干结、舌淡苔薄或少苔，脉细数。

治则：养血润燥，祛风止痒。

推拿处方：补脾经，清肺经，运内八卦，掐揉四横纹，补肾经，揉上马，清大肠经，清天河水，捏脊，揉血海，揉风市，揉三阴交，揉太溪。

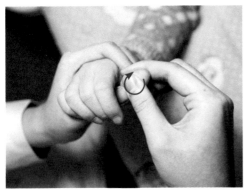

补脾经

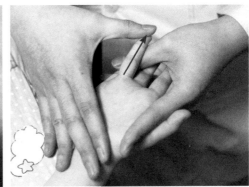

清肺经

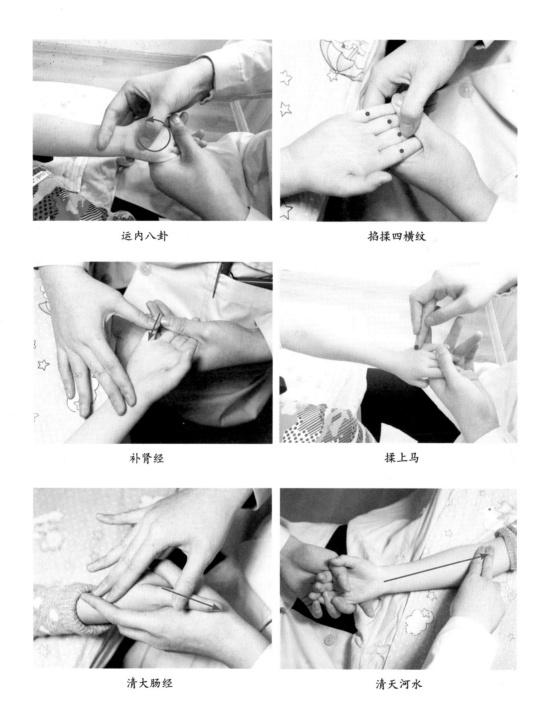

运内八卦 掐揉四横纹

补肾经 揉上马

清大肠经 清天河水

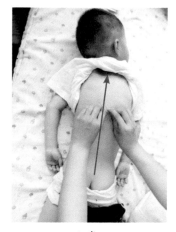

捏脊

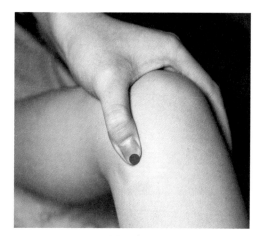

揉血海

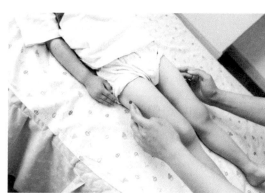

揉风市

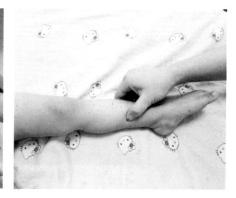

揉三阴交

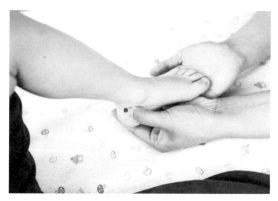

揉太溪

4. 预防调护

（1）尽量采用母乳喂养，一般来讲母乳不易引起湿疹（母亲是过敏体质者除外），如果必须用牛奶喂养，可将奶多煮沸几分钟，使牛奶中的乳白蛋白变性，利于小儿消化吸收。

（2）湿疹患儿在接受治疗期间及哺乳期母亲均应忌食辛

辣、鱼虾、牛羊肉等发物。蔬菜中韭菜、香菜也属辛发之品，忌食。

（3）哺乳患儿勿过饱，添加辅食时，在给量上应由少到多，种类上宜一种一种地添加，使孩子慢慢适应，也便于家长观察何种食物容易引起过敏。对于患病的孩子添加蛋黄应推迟到六个月为宜，以免加重胃肠负担而加重病情。

（4）患儿应多吃清淡、易消化、富含维生素和矿物质的食物，如新鲜果汁、胡萝卜汁、绿叶菜汁等。这样可以调节婴幼儿的生理功能，减轻皮肤过敏反应。

（5）皮损部位忌摩擦及用水洗，否则易使病情加重或蔓延，结痂处可用植物油轻轻洗涤，且忌用热水烫洗或接触肥皂类清洁剂。

（6）患儿衣着应以宽松、柔软的浅色纯棉织品为佳，不宜穿、盖过多过暖，热则易痒。

（7）抱婴儿时最好在胳膊上衬垫纯棉织物或毛巾，以减少化纤及羊毛织物对婴儿娇嫩皮肤的不良刺激。

（8）患病期间暂不宜接种牛痘、卡介苗，以免发生不良反应。

（9）治疗时间5～7天，部分患儿皮损程度有加重趋势，此乃推拿后，腠理散发、毒邪外出之佳兆，约至10天始皮损程度渐好至向愈。

5. 病案举例

病案一

患儿：吴某，男婴，40天。

初诊时间：2015年7月5日。

家长代诉：满月时发现双耳后有红疹。

现病史：患儿母亲孕期喜食羊肉，满月时发现患儿耳后有红疹，并有渗出液体，头顶有黄痂，脚膝厚痂，就诊于山西省儿童医院确诊为湿疹，给予布地奈德＋百多邦外涂，效果欠佳。目前患儿母乳喂养，乳食欠佳，夜睡不安，大便1～2日/次，小便黄。

查体：舌质舌苔正常，指纹紫。全身泛发淡红色丘疹，前囟2cm×3cm。否认有家族遗传过敏史。

诊断：湿疹（心脾积热）。

治则：清热镇静安神。

推拿处方：分手阴阳100次，清心经100次，清脾经100次，清天河水100次，揉一窝风200次，推揉四横纹100次，揉小天心100次，运内八卦100次。

六诊（推拿五次后）：患儿夜间入睡较好，食欲好，二便正常，治则改为健脾和胃，宣通表里。推拿处方：分手阴阳 100 次，清肺经 200 次，揉外劳宫 100 次，运内八卦 200 次，退六腑 100 次。

推拿十次后，患儿头顶黄痂，双耳后红疹均已渐好，脚膝皮肤也恢复正常。改治则为健脾和胃，调理中焦。推拿处方：分手阴阳 100 次，清补脾经 200 次，运内八卦 100 次，推掐四横纹 100 次，揉一窝风 100 次，揉外劳宫 100 次。皮疹向愈，眠食及二便调，守方巩固治疗，一疗程后获愈。

治愈体会

该患儿母亲孕期喜食羊肉，中医讲羊肉乃发物，助生湿热之品，患儿满月发以湿疹，乃先天禀之胎毒，现纳食欠佳，夜卧不安，小便黄，指纹紫，均提示热象，治以清热为主，兼镇静安神，予推拿处方：分手阴阳平衡阴阳、调和气血，清心经、清脾经、清天河水清热利湿，揉一窝风以解表透邪，掐揉四横纹以健脾开胃，揉小天心镇静安神，运内八卦调畅气机。连续推拿 5 次后，患儿纳眠可，二便调，遂主健脾和胃、宣通表里。后期湿疹消，则重调三焦，以固其后天之本。

何玉华教授弟子　何玉华小儿推拿门诊

高级小儿推拿师　何申

病案二

患儿：陆某，女，6 个月。

初诊日期：2017 年 1 月 2 日。

家长代诉：面部两颊皮肤色红干燥，有细裂纹，裂纹处时好时显，瘙痒夜间加重，甚时影响睡眠。大便干结，5 日一行。

查体：患儿精神尚可，发育中等，面部两颊皮肤干燥色红，皮脂分泌减少，表皮可见有细裂纹似"碎瓷"，舌质红，薄白少苔。

辨证：婴儿湿疹（干燥型，泛脂型）。

治则：滋阴健脾、养血润燥（肤）。

穴位推拿处方：分手阴阳 300 次、揉小天心 150 次、揉内劳宫 150 次、运内八卦 300 次、清补脾经（清 300 次、补 200 次）、揉一窝风 200 次、揉外劳宫 150 次。推拿三天之后，皮肤红肿干燥加重，考虑冬季气候干燥，孩子适应能力差，皮肤更加敏感。因此更换穴位：分手阴阳（重分阴）300 次、揉上马 500 次、清天河水 200 次、退六腑 100 次、揉小天心 500 次、清大肠经 300 次、补脾经 200 次、推掐四横纹 400 次、揉血海 200 次、揉三阴交 200 次、揉足三里 100 次，加强滋阴润燥，健脾养胃，扶正气。

一周之后，面颊裂纹渐淡，红肿消退，瘙痒减轻，大便日一行，粪质正常，继续推拿巩固治疗。十五天后痊愈。

治愈体会

湿疹是婴幼儿时期常见的皮肤病，可发生于任何季节，湿疹有"干、湿"之分，所以治疗时要注意辨证选穴。湿疹是由多种内外因素引起的一种具有明显渗出倾向的皮肤炎症反应。中医称之为"浸淫疮"，发于婴儿的称为"奶癣"；急性渗出者称为"湿癣"；慢性无渗出者称为"干癣"。婴儿湿疹，多为急性或亚急性湿疹表现。主要发生在两颊、额部及头皮。分为渗出性（湿癣）及干燥性（干癣）。本案属干性湿疹，发病正值冬季气候干燥，孩子适应能力差，干冷季节皮肤更加敏感。表现为皮肤干燥，有细裂纹，瘙痒，大便干结，舌红薄白，少苔。当时治疗因考虑不周全选穴不当，出现皮疹发红、肿胀，在老师的启发下，结合中医辨证，天人合一的理论，重新加以辨证考虑为阴虚内热，血虚风燥，肌肤失养。调整治疗方案，以滋阴健脾，养血润燥（肤）为法，选用重分阴、揉上马、补脾经、揉血海、揉三阴交、揉足三里滋阴润燥，健脾养胃，扶正气，病情大有改善，效不更方，守方守法，以善其后。

何玉华教授弟子　上海益儿康小儿推拿

高级小儿推拿师　王梅平

【何玉华老师点评】

婴幼儿湿疹的发生，主要由于母亲孕期及哺乳期或婴幼儿饮食不节，滋补过度，损伤脾胃，或外感风邪，湿热外发，郁于肌肤，形成湿疹。病机为脾胃损伤，湿热为患。然脾胃功能与现代医学的消化系统、免疫系统均有关系，脾胃虚弱会导致免疫功能下降，故婴儿湿疹的表现虽在皮肤，但病位根源则在中焦脾胃。推拿治疗首辨湿热轻重，重在理脾，祛邪而不伤正，辨证论治，灵活加减，用穴宜清，标本兼治，疗效显著，不易复发，且无副作用，值得临床推广应用。

【注】推拿治疗婴儿湿疹是笔者 2002 年主持完成的国家级课题。

课题研究目的：研究并客观评价推拿治疗婴儿湿疹的临床疗效。

方法：将 240 例患儿随机分为药物对照组和推拿实验组，疗程五周。对两组患儿的临床症状、体征等疗效及安全性进行系统观察。

结果：近期疗效，药物对照组愈显率为 98.01%，总有效率 100%，推拿实验组愈显率为 94.17%，总有效率为 99.17%，药物对照组略优于推拿实验组。远期疗效，药物对照组复发率为 44.44%，稳定率为 55.56%，推拿实验组复发率为 16.81%，稳定率为 83.19%，推拿实验组明显优于药物对照组，且在整个研究过程中，未见任何不良反应。

笔者于 2002 年至 2004 年主持并承担完成了国家中医药管理局中医临床诊疗与技术项目"拇中指十穴推拿治疗婴幼儿急性湿疹临床疗效评价"研究课题，经专家组鉴定达国内领先水平。并定为国家中医药管理局"百项中医临床实用技术推广项目"第一批中医临床适宜技术推广项目。《中医药事业"十五"计划纲要》的"中医药发展 2006 年重点实施项目"之一。

主编《婴幼儿湿疹防治 100 问》2007 年由山西科学技术出版社出版发行，并选入国家新闻出版署和山西省新闻出版局共同实施的"农家书屋"的惠农项目。2009 年荣获山西省科学技术协会、山西省科普作家协会颁发的"山西省科普作品二等奖"。

相关论文分别发表于国家级刊物《中医杂志》及《中国针灸》杂志。

二、荨麻疹

1. 疾病定义

荨麻疹俗称风疹块，是由于细胞渗透性增高出现的一种局限性变态反应，表现为皮肤大小不等的风疹块或风团，瘙痒剧烈，多呈红色，发无定时。归属于中医"隐疹"范畴，多由先天禀赋不足，加之外感风邪、脾胃湿热、气血虚弱等诸多因素而致人体腠理疏松，营卫失调，从而出现风团、红斑等皮损。

2. 诊断要点

（1）表现为大小不等的风疹块，随即融合成风团，呈鲜红色或苍白色、皮肤色，少数患者有水肿性红斑。

（2）发作时间不定，骤然发生，消退迅速，消退后不留痕迹。

（3）伴有剧烈瘙痒感。

（4）皮疹反复3个月以上不愈者，为慢性隐疹。

3. 辨证论治

（1）风寒袭表

症候：皮疹色白，感寒加重，伴恶寒、手足冷、舌淡苔白、脉浮紧。

治则：疏风散寒。

推拿处方：清肺经、补肺经、揉一窝风、揉外劳宫、推三关、掐揉二扇门。

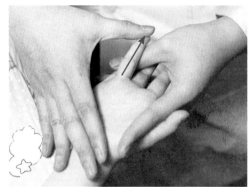

清肺经

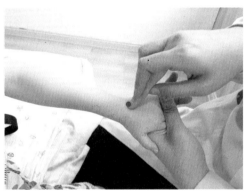

补肺经

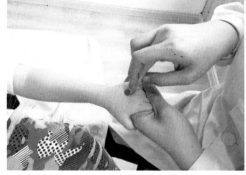

揉一窝风

揉外劳宫

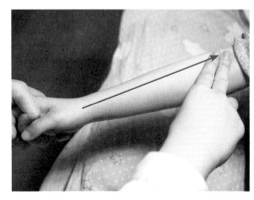

推三关

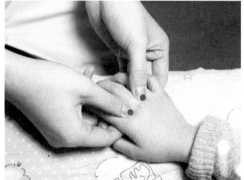

掐揉二扇门

（2）风热犯表

症候：皮疹鲜红，伴灼热感，伴发热、烦躁、咽痛，舌红苔薄白或薄黄，脉浮数。

治则：疏风散热。

推拿处方：清肺经、揉小天心、揉内劳宫、清天河水、拿风池。

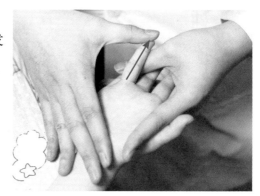

清肺经

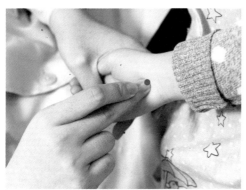

揉小天心

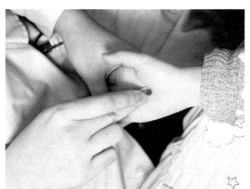

揉内劳宫

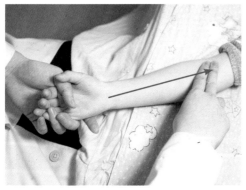

清天河水

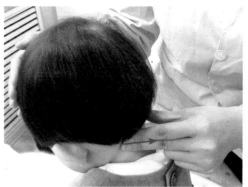

拿风池

（3）湿热内蕴

症候：皮疹色红，瘙痒剧烈，伴脘腹胀满、大便秘结、小便短赤，舌红苔黄脉滑数。

治则：清热利湿。

推拿处方：清肺经、清脾经、清胃经、清大肠经、清天河水、退六腑。

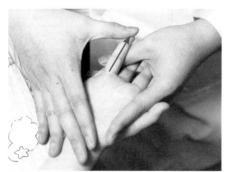

清肺经　　　　　　　　　　　　　　　清脾经

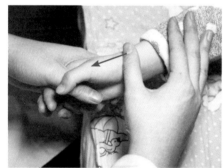
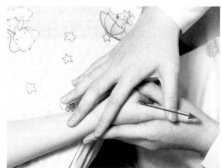

清胃经　　　　　　　　　　　　　　　清大肠经

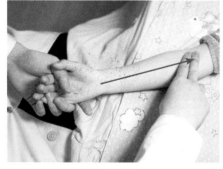
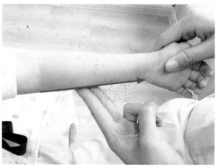

清天河水　　　　　　　　　　　　　　退六腑

（4）阴虚内热

症候：反复发作，午后及夜间加重，伴五心烦热、烦躁易怒、舌红少津苔花剥，脉细。

治则：养阴清热。

推拿处方：清肺经、清心经、补肾经、揉上马、揉三阴交、揉涌泉、揉血海。

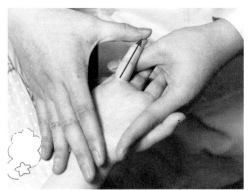

清肺经

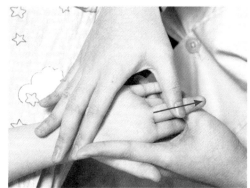

清心经

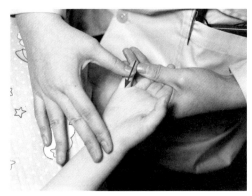

补肾经

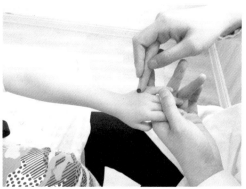

揉上马

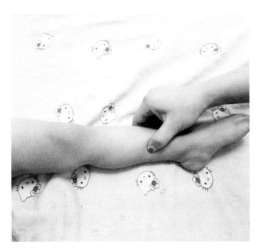

揉三阴交

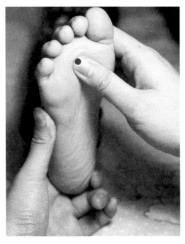

揉涌泉

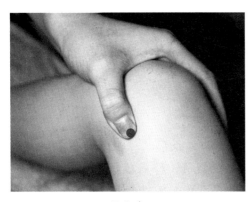

揉血海

4. 预防调护

（1）寻找病因，避免过敏源。

（2）勿抓挠患处，可冷敷减轻瘙痒感。

（3）营养均衡，忌辛辣、海鲜等，多吃水果、蔬菜等富含维生素的食物。

（4）防寒保暖，注意天气变化，穿着宽松透气的衣物，以免刺激患处。

（5）保证睡眠充足，适当运动，增强机体免疫力。

5. 病案举例

病案一

患儿：张某某，女，2岁半。

初诊时间：2016年4月25日。

家长代诉：发现荨麻疹20天，流清涕伴咳嗽10余天。

现病史：20天前患儿无明显诱因出现皮疹瘙痒，就诊于某儿童医院诊断为荨麻疹，给予口服抗过敏药，药停疹出，效果不佳。10天前复感出现流清涕伴咳嗽，流口水，未予口服药物治疗。现患儿精神可，面色萎黄，纳差，大便1次／日，粪质正常，咽微红。舌质淡红，苔薄白，指纹浮，色红。

诊断：①感冒（风寒袭肺）。②荨麻疹（表虚不固，营卫不和）。

治则：益气固表，活血祛风。

推拿处方：补脾经500次，清肺经300次，泻大肠经300次，清天河水300次，掐揉四横纹300次，揉板门300次，揉一窝风100次，揉合谷100次，开天门、推坎宫、揉太阳各50次，揉风市、血海、脾俞、膈俞各2分钟。

连续推拿3次后，四诊：患儿流清涕止，咳嗽好转，皮肤瘙痒。给予推拿处方：补脾经500次，泻大肠经、掐揉四横纹、揉板门各300次，揉一窝风、揉合谷各100次，揉风市、血海、足三里、三阴交、脾俞、膈俞各2分钟。

何玉华教授弟子　何玉华小儿推拿门诊

高级小儿推拿师　张佳禾美

案病二

患儿：韩某某，女，3岁。

初诊时间：2016年5月23日就诊。

家长代诉：荨麻疹间断发作1年余。

现病史：患儿2015年夏季被确诊为荨麻疹，服用抗过敏药物氯雷他定、西替利嗪、扑尔敏，中药消风止痒颗粒后症状缓解，停药后复发，如此间断反复近1年余。现患儿精神可，面色晦暗，鼻唇间发青色，舌质淡红，无苔。

诊断：荨麻疹（营卫气血不足）。

治则：健脾益气，补血活血。

推拿处方：清补脾经500次，泻大肠经300次，揉板门300次，清天河水200次，揉一窝风100次，揉合谷、曲池、风市、血海、足三里、肺经、膈俞各1分钟，捏脊10遍。

连续初诊处方推拿4次后，五诊：荨麻疹出现频率较前减少，持续时间缩短，面色较前略明亮，停用扑尔敏，其他药物仍继续服用，继续原推拿处方治疗。

连续推拿9次后，十诊：患儿偶尔出现片状红斑，药物用量减少，服用药物为西替利嗪两天一次，消风止痒颗粒每天三次，每次一袋。改推拿处方为：补脾经 300 次，泻大肠经 200 次，补肺经 150 次，清天河水 200 次，揉一窝风 200 次，揉合谷、曲池、风市、血海、足三里、肺经、膈俞各 1 分钟，拿风池 1 分钟，捏脊 10 遍。推拿 5 个疗程后诸症消失，未出现片状红斑，药物停用后，病情未反复。患儿精神佳，面色黄而有光泽，鼻唇间青色变浅。推拿处方：补脾经 300 次，调大肠经 100 次，补肺经 200 次，清天河水 200 次，揉一窝风 200 次，揉合谷、曲池、风市、血海、足三里、肺经、膈俞、捏脊各 1 分钟，拿风池 1 分钟，捏脊 10 遍。巩固治疗。

治愈体会

荨麻疹为小儿常见皮肤病之一，临床有急、慢性之分，其病因较为复杂，多由饮食、药物、环境、体质、遗传、精神因素等引起。中医认为，"正气存内，邪不可干；邪之所凑，其气必虚"，故荨麻疹的治疗应注重顾护正气以祛邪。

病案一为急性荨麻疹，病程短，患儿药停疹出，此时抵抗力较差，复感风寒，故应先解表后扶正，予清肺经、清天河水、泻大肠经、揉一窝风、揉合谷、开天门、推坎宫、揉太阳以解表散寒；针对患儿面色姜黄、纳差给予补脾经、掐揉四横纹、揉板门健脾助运，培土生金，以提高免疫力；揉风市、血海、脾俞、膈俞以养血祛风，连续治疗 3 次后，疗效显著。继以益气固表、养血祛风巩固治疗，血充得以濡养肌肤而疹消。

病案二为慢性荨麻疹，病程时间较长，迁延反复，面色晦暗，主以清补脾经、泻大肠经、揉板门健脾助运，气血生化有源；清天河水、揉一窝风、揉合谷、揉曲池、揉风市、揉足三里益气固表；揉肺经、膈俞、血海养血活血；捏脊温肾健脾，补元阳以助脾阳。

两例病案同为荨麻疹，皆予健脾益肺为基本治则，概以脾主肌肉四肢，肺在体合表，病位在脾肺，但同时各有侧重，其急性者夹感风寒，为实证，故治疗以清为主；慢性久病迁延，伤及内脏，为虚证，故治疗以补为主。

何玉华教授弟子　何玉华小儿推拿门诊
高级小儿推拿师　张佳禾美

第五节 其他疾病

一、小儿肌性斜颈

1. 疾病定义

小儿先天性肌性斜颈，是由于一侧胸锁乳突肌挛缩或发育不良造成头颈部向患侧偏斜，下颌旋向健侧，颈部活动受限的一种常见病。多数患儿患侧胸锁乳突肌可触及硬结或包块，中医称之为"筋结"，其发病率为0.3%~2.0%。早期无任何不适及严重的机能障碍，不易引起重视。但随着患儿月（年）龄的增长，逐渐引起面部及头颅不对称，眼裂变小，甚至出现继发性颈胸椎侧弯的代偿性改变，将对患儿今后的心理、工作、婚姻带来很大的影响。目前治疗小儿肌性斜颈有手术和保守治疗两种，小儿推拿是保守治疗的首选治疗方法，广泛运用于临床。

2. 诊断要点

（1）出生后7~10天，一侧胸锁乳突肌中下1/3或2/3处，可发现肿块，质地坚硬，呈菱形或椭圆形，可随胸锁乳突肌活动。随着年龄增长，面部肌肉纤维化日趋严重，出现畸形。

（2）斜颈患儿头部偏向患侧，下颌转向健侧。

（3）颜面不对称，出生3~4个月后，因患侧面部肌肉斜方肌肉萎缩致眼裂变小，脸部明显缩小，呈现左右不对称（大小脸）。

（4）头颈活动受限，严重者可致颈椎侧弯畸形。

3. 辨证分型

（1）包块型：是指患侧的胸锁乳突肌挛缩形成包块而致头歪所引起的肌性斜颈。

（2）发育不良型：是指患侧胸锁乳突肌、斜方肌等发育不良而致头歪所引起的肌性斜颈（此型目前无法手术治疗）。

治则：舒筋缓拘。

推拿处方：揉桥弓，拿桥弓，侧扳颈项，拔伸、旋转颈项，揉、搋、抹法

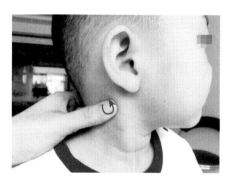

揉桥弓

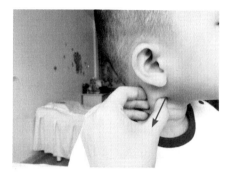

拿桥弓

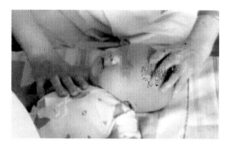

侧扳颈项

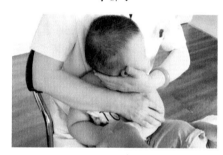

拔伸、旋转颈项

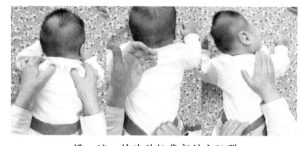

揉、揉、抹法放松背部斜方肌群

放松背部斜方肌群。

4. 并发症

先天性肌性斜颈有1/5合并先天性髋关节脱位，如早期未得到有效治疗，逐渐会出现颜面部畸形。主要表现为面部不对称，双侧眼外角至口角的距离不对称，患侧距离缩短，健侧增长。患侧眼睛位置平面降低，因双眼不在同一水平线上，易产生视力疲劳而出现视力减退。健侧颜面部圆而饱满，患侧则窄而平。颈椎可发生代偿性侧凸畸形及先天性髋关节脱位。此外，患儿整个面部，包括鼻、耳等也可出现不对称性改变。

5. 预防与调护

（1）本病大多为先天性，无有效预防措施。临床上最主要是要做到早期发现，早期诊断，早期治疗，防止给患儿带来进一步的损伤。

（2）孕妇应注意孕期检查，纠正不良胎位；孕期注意坐的姿势，不要曲腰压腹，防止对胎儿造成不良影响，而致斜颈。

（3）平时要注意纠正患儿头位，要注意采用与患儿斜颈方向相反的动作和姿势以利于矫正；小儿不宜过早直抱，防止发生姿势性斜颈。

（4）3个月的宝宝可在家长监护下，多俯卧位，让患儿自主抬头，锻炼颈项部肌肉力量，促进颈项部血液循环；小儿肌性斜颈病因多与孕产过程有关，产前有胎位不正、产伤或难产现象的宝宝产后要注意其颈部，观察有无肿块或梭形肿物，早发现，早治疗。

（5）推拿治疗斜颈一般以出生6个月以内开始治疗为好。病情轻者，每日或隔日推拿治疗1次，每次推拿时间为15分钟左右，一般一疗程（3个月为一疗程）即可痊愈；重者应每日推拿1次，至少需两个疗程以上；治愈后，可在1个月、3个月及半年各复查一次。

6. 病案举例

患儿：任某，女，出生7天。

初诊时间：2015年6月11日。

家长代诉：头向右侧倾斜7天。

现病史：产后7天发现患儿头向右侧倾斜，头喜偏向右侧睡，经过多次纠正睡姿体位，终又转向右侧，并于右侧颈部胸锁乳突肌部位发现有一肿块，半个月后肿块又增大，如鹌鹑蛋大小且坚硬。其祖父母十分焦急，抱着婴儿急诊于某儿童医院，被确诊为肌性斜颈，建议"按摩治疗，如不效，可在孩子1岁后手术治疗"。家长不同意手术治疗，回家后按医生建议自行按摩治疗1个月后虽肿块略有减小，但却发现颜面不对称，经朋友介绍就诊于我门诊。体检发现患儿头向右侧倾斜，右侧颜面小于左侧，右侧胸锁乳突肌可扪及1个大小1cm×2.5cm的肿块，质硬，头向右旋转受限。采用手法推拿辅以中药外敷治疗。1个月后，患儿颈部姿势正常，头无偏歪，面部对称，胸锁乳突肌肿块完全消失、颈部左右转动正常，临床痊愈。家长要求再巩固治疗1个月，疗程结束后分别于1个月、3个月、半年来门诊复查均正常，随访1年未复发。

治愈体会

小儿肌性斜颈最适合推拿治疗，因为它是软组织肌性挛缩损伤，所以推拿治疗可取得良好的效果。以前因缺乏对这方面的研究，因此只能手术治疗，如果贻误了手术时机，则遗憾终身，而手术治疗痛苦大，易留疤痕及后遗症，又不易被患儿及家长接受。推拿治疗本病，为小儿先天性肌性斜颈的治疗开辟了新的途径。但在治疗前应与骨性斜颈、眼性斜颈、神经性斜颈等斜颈相鉴别。根据已诊治的患儿的月（年）龄和病程，推拿配合中药外敷疗效显著，经济方便，又无痛苦，易被患儿家长接受。

手法推拿与中药热敷合用，相辅相成，是取得良好治疗效果的关键。通过推拿手法的良性刺激，可使病变局部产生热能以促使肌肉组织的炎症吸收，改善局部血液循环，配合中药行气活血、舒筋解痉、软坚散结，从而达到使肿块逐渐消退的目的，恢复颈部功能。

大量临床案例证实，早期治疗不但疗程短，而且对因斜颈继发产生的斜视、面颊不对称，以及后头枕部不正，均有明显改善，随着颈部的治愈而斜颈转为正常。同时疗程的长短又取决于病情的轻重，一开始治疗的时间越早越好，疗程越短，一般6个月以内疗效较好，1岁以上者较差。手法推拿的疗效与患儿的月龄成正比，月龄越小，手法推拿治疗的效果也越好。

治疗期间嘱家长积极配合，在日常喂奶、怀抱时应采用与斜颈相反的方向，以矫正斜颈。利用玩具、灯光诱导患儿侧转头，睡眠时用米袋或枕头固定头部于矫正位。母亲坐位横抱孩子时要让病侧向上，通过抬头训练颈部的肌肉。

还应特别强调的问题是斜颈患儿，应注意检查是否伴有先天性髋关节脱位，因临床上此两种病常同时存在。

【注意事项】

（1）该手法危险性极高，极易造成伤害，因此非专业人员或未经过专业培训的医务人员也请勿轻易尝试。

（2）推拿治疗斜颈对于3个月以下婴儿只采用仰卧姿势，手法宜轻柔。

（3）如家长发现宝宝有颈项歪斜、大小眼、颜面不对称等情况，建议早诊断早治疗，愈早治疗效果愈好。

（4）家长在日常生活中，注意帮助患儿矫正斜颈。

（5）手术指征：①胸锁乳突肌持续挛缩，头部旋转活动受限超过1年。②持续性胸锁乳突肌挛缩伴进行性一侧面部发育不良。③岁以上发现肌性斜颈或经保守治疗1年未改善者，应考虑手术治疗。

二、夜啼

1. 疾病定义

夜啼是指白天如常，入夜则啼哭不安，或每夜定时啼哭，甚则通宵达旦。

2. 诊断要点

持续多个晚上出现难以查明原因的入夜啼哭不安，时哭时止，或定时啼哭，而白天安静。

3. 辨证论治

（1）脾脏虚寒

症候：哭声低弱，睡喜蜷曲，腹喜摩按，四肢欠温，吮乳无力，大便溏薄，小便较清，面色青白，唇舌淡红，舌苔薄白。

脾脏虚寒

治则：温脾散寒。

推拿处方：分手阴阳，补脾经，揉一窝风，揉外劳宫，调大肠经，运内八卦，掐揉四横纹，揉小天心，揉上马，按揉天枢。

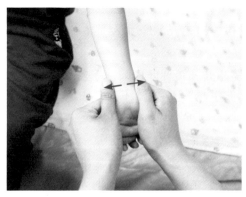

分手阴阳

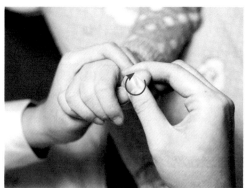

补脾经

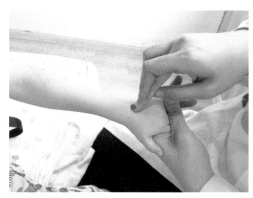

揉一窝风

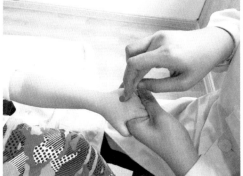

揉外劳宫

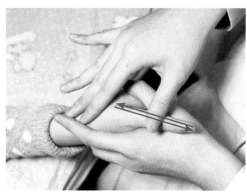

调大肠经

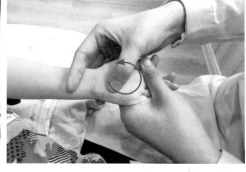

运内八卦

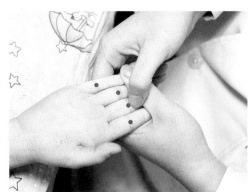

掐揉四横纹

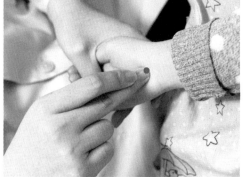

揉小天心

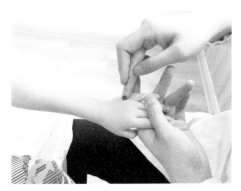

揉上马

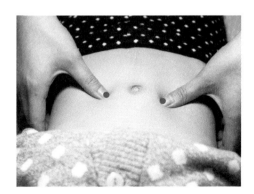

按揉天枢

（2）心经积热

症候：哭声响亮，见灯火更甚，哭时面赤唇红，烦躁不安，身腹俱暖，大便秘结，小便短赤，舌尖红，苔黄。

治则：清心导赤。

心经积热

推拿处方：分手阴阳，补肾经，清天河水，清板门，掐揉四横纹，清肺经，清大肠经，揉小天心。

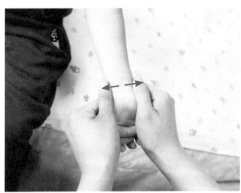

分手阴阳

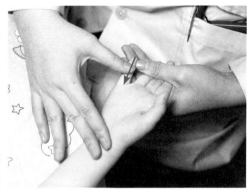

补肾经

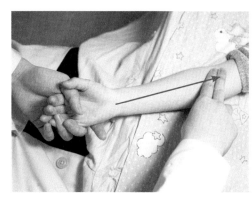

清天河水

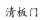

清板门

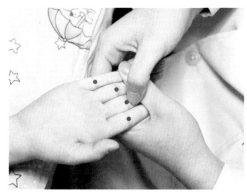

掐揉四横纹

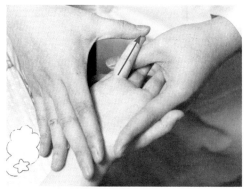

清肺经

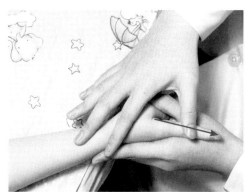

清大肠经

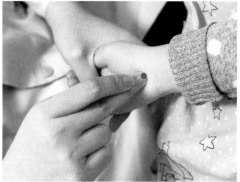

揉小天心

（3）暴受惊恐

症候：夜间突然啼哭，似见异物，哭声不已，精神不安，时作惊惕，面色青灰，舌淡苔薄白。

暴受惊恐

治则：镇惊安神。

推拿处方：分手阴阳，揉小天心，补肾经，清天河水，揉上马。

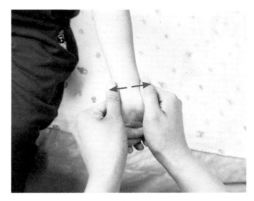

分手阴阳

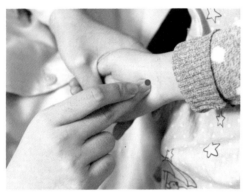

揉小天心

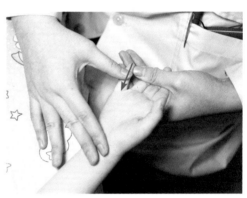

补肾经

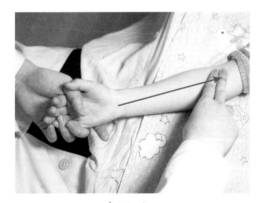

清天河水

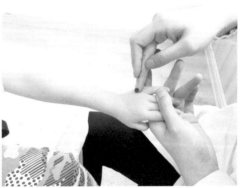

揉上马

4. 预防调护

（1）排除饥饿、过饱、二便等引起婴儿啼哭之原因。

（2）居住环境安静，保持室温，注意防寒保暖。

（3）乳母宜饮食清淡，少食刺激性食物。

（4）培养孩子日醒夜睡的睡眠习惯。

5. 病案举例

患儿：刘某，男，2岁。

初诊时间：2016年6月12日。

家长代诉：夜晚啼哭3日。

现病史：一周前母亲带患儿回老家，返途时天色已晚，途经一片墓地，当晚患儿突然啼哭不止，自述害怕，偎依母怀，时有啼哭，连续两晚如此。现患儿精神可，面部泛青，大便日一次，略干，舌质淡，尖微红，苔薄白。为求治疗就诊于我处。

诊断：夜啼（惊恐）。

治则：镇惊安神。

推拿处方：分手阴阳100次，揉小天心500次，补肾经1000次，清天河水200次，揉上马300次，清补脾经300次，清肺经300次，清大肠经300次。

午前推拿后，回家午睡2小时，醒后精神佳，大便一次，质可。推拿第二次后诸症消失，推拿处方去清补脾经300次、清肺经300次、清大肠经300次，继续推拿一次巩固治疗。

治愈体会

首先夜啼有习惯性和病态性的不同，临床必须仔细辨别，应排除婴儿因夜间饥饿或尿布潮湿或伤食、发热等疾病而引起的突然啼哭。另外确诊夜啼后明确分型，对症治疗方可获得立竿见影的疗效。

何玉华教授弟子　何玉华小儿推拿门诊

主治医师　秦霞

三、遗尿

1. 疾病定义

遗尿又称尿床，是指年满4周岁以上小儿睡眠中不能自行控制而排尿，醒后方知的病症。三周岁以下小儿遗尿者，属正常生理现象。

2. 诊断要点

（1）睡眠中无意识排尿，醒后方觉。

（2）排除神经系统及泌尿生殖系统器质性疾病。

（3）有夜间遗尿及白天遗尿，以夜间多见。

3. 辨证论治

（1）肾气不足

症候：睡中遗尿，醒后方觉。每晚尿床1次以上，小便清长，面白少华，神疲乏力，智力较同龄儿差，手足发凉，腰腿酸软，舌质淡，舌苔白滑，脉沉无力。

治则：温补肾阳，固涩小便。

推拿处方：揉百会，补肾经，揉外劳宫，推三关，掐人中，揉丹田，揉三阴交，擦八髎，揉肾俞。

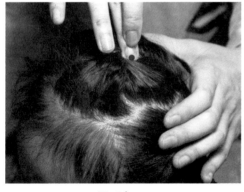

揉百会

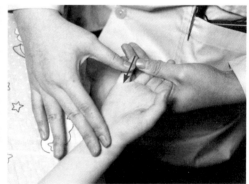

补肾经

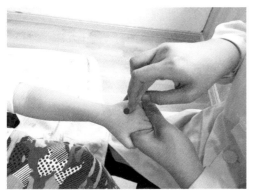

揉外劳宫

推三关

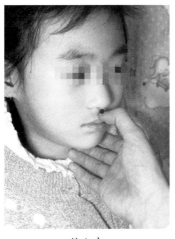

掐人中

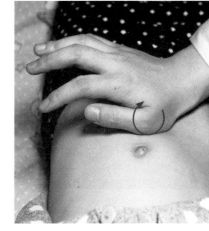

揉丹田

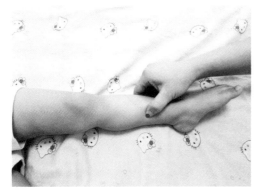

揉三阴交

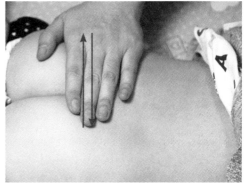

擦八髎

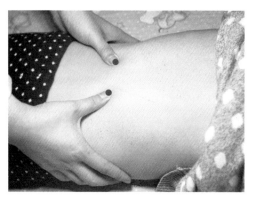

揉肾俞

（2）肺脾气虚

症候：夜间遗尿，白天尿频而量多，经常感冒，面白少华，神疲乏力，食欲不振，大便溏薄，舌质淡红，苔薄白，脉沉无力。

治则：健脾补肺，固涩小便。

推拿处方：揉百会，补肾经，掐人中，补肺经，揉外劳宫，揉丹田，揉足三里，擦八髎，揉肾俞。

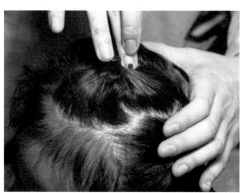

揉百会

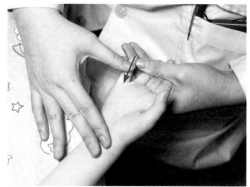

补肾经

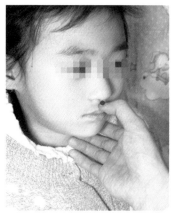

掐人中

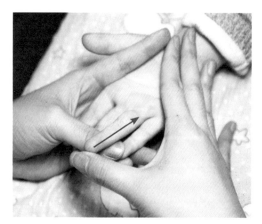

补肺经

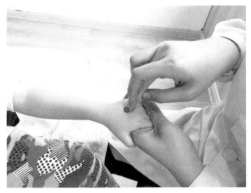

揉外劳宫

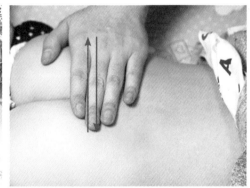

揉丹田

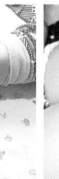

揉足三里

擦八髎

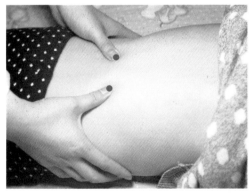

揉肾俞

（3）心肾失交

症候：梦中遗尿，睡觉不安宁，烦躁叫扰，白天多动少静，难以自制，或五心烦热，形体较瘦，舌质红，苔薄少津，脉沉细而数。

治则：交通心肾，固涩小便。

推拿处方：揉百会，补肾经，揉外劳宫，清心经，掐人中，揉丹田，揉三阴交，揉肾俞。

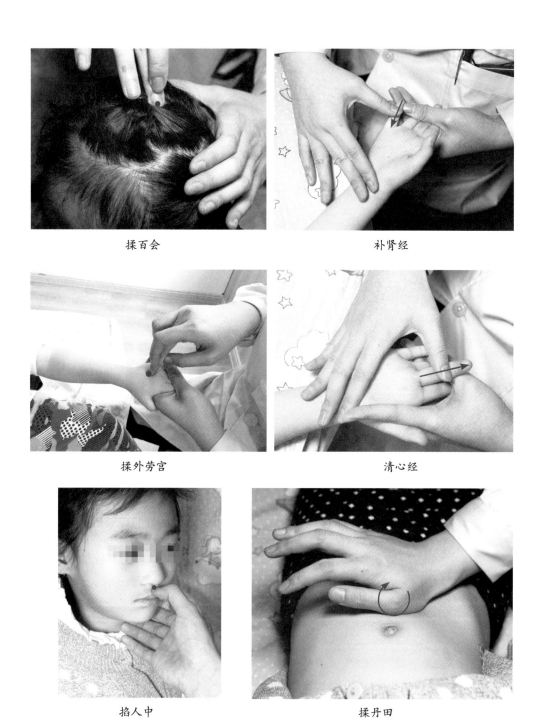

揉百会　　　　　　　　　　　补肾经

揉外劳宫　　　　　　　　　　清心经

掐人中　　　　　　　　　　　揉丹田

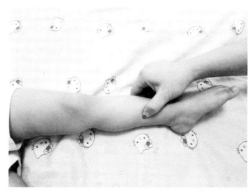

揉三阴交

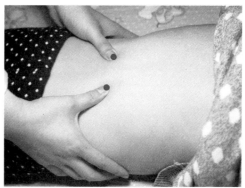

揉肾俞

（4）肝经湿热

症候：睡中遗尿，尿频量少，性情急躁，手足心热，唇红而干，舌质红，苔黄，脉滑数。

治则：清热利湿。

推拿处方：补肾经，清肝经，清心经，清小肠经，掐人中，揉丹田，揉三阴交，擦八髎。

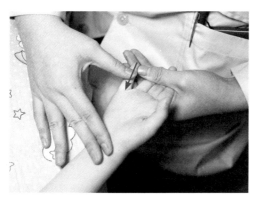

补肾经

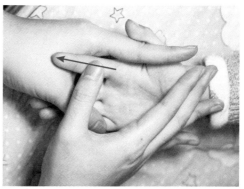

清肝经

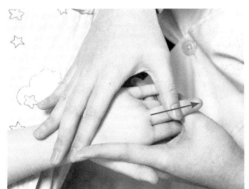

清心经

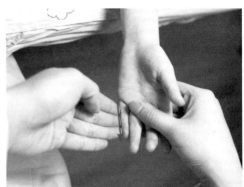

清小肠经

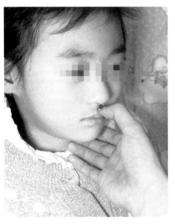

掐人中

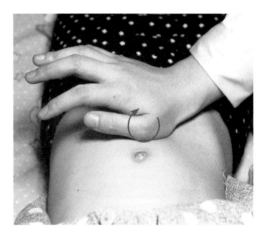

揉丹田

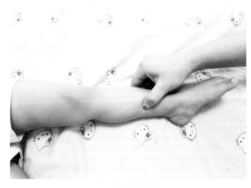

揉三阴交

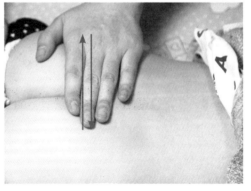

擦八髎

4. 预防调护

（1）建立合理生活习惯，临睡前将小便排空，同时给孩子养成晚上定时叫醒排尿的习惯，逐渐形成时间性条件反射。

（2）调整饮食，下午4点以后尽量控制饮水、食用水果及流质食物，减少膀胱储尿量。

（3）尽量保证良好的生活环境，避免吵闹、惊吓等不良刺激。

（4）白天玩耍避免过于劳累及兴奋。

（5）及时更换尿湿的被褥、衣裤，潮湿的被褥更易引起尿床。

（6）必须指出遗尿可使患儿含羞、焦虑、恐惧等情绪，对待遗尿患儿，应给予安慰及鼓励，不应责骂，不要过于在意，勿使孩子有心理负担，孩子遇到挫折时，要进行疏导，消除其紧张心理。

5. 病案举例

患儿：张某，男，4岁。

初诊时间：2014年10月22日。

家长代诉：每晚不知不觉尿床，轻者1～2次，重则数次，间断发作一年。

现病史：患儿睡中遗尿，轻者1～2次，重则数次。且睡觉较沉，家人不易唤醒。食欲一般，肢冷畏寒，大便1～2次／日，大便稀软。

查体：精神欠佳，面色㿠白，舌质淡，苔薄白。

诊断：遗尿（肾气不足）。

治则：温补肾阳，固涩小便。

推拿处方：揉百会300次、补肾经500次、掐肾顶500次、揉外劳宫300次、推三关150次、按人中50次、揉丹田300次、揉三阴交500次、揉肾俞500次及擦八髎擦至局部发热。每日一次，连续推拿五次后，患儿在家长定时唤醒后排尿，且畏寒程度改善，继续推拿治疗，一疗程后诸证大有改善，上方去肾顶、百会，揉丹田次数改为150次，加补脾经300次，巩固治疗以善其后。

治愈体会

该患儿推拿治疗共2个疗程，推拿处方调整不大。治疗期间家长配合良好，每晚定时唤醒孩子起床排尿。一疗程后，患儿手足开始转温；两疗程后面色红润，食欲增加。肾为先天之本，职司二便，膀胱主藏尿液，与肾互为表里，肾气不足，则会导致下焦虚寒，气化功能失调，闭藏失司，不能约束水道而遗尿。所以调理此类遗尿，补肾气为关键。

何玉华教授弟子　何玉华小儿推拿门诊

高级小儿推拿师　张佳禾美

6. 育儿小知识

（1）建立合理的生活制度，应该使孩子的生活、饮食起居有规律。应避免孩子过度疲劳及精神紧张。最好能坚持睡午觉，以免夜间睡得太熟，不易被大人唤醒起床小便。

（2）调整饮食，每天下午4点以后少饮水，晚饭最好少吃流质饮食，宜偏咸偏干些，临睡前不要喝水（夏天除外），也不宜吃西瓜、橘子、生梨等水果及牛奶，以减少夜里膀胱的贮尿量。

（3）睡前不宜过分兴奋，应养成孩子按时睡眠的习惯，睡前家长不可逗孩子，不可让孩子兴奋，不可让孩子剧烈活动，不可看惊险紧张的影视片，以免使孩子过度兴奋。

（4）临上床前把小便排干净，要养成孩子每天睡前把小便排干净的习惯，以使膀胱里的尿液排空。有条件的家庭，应尽可能在临睡之前给孩子洗澡，使其能舒适入睡，这样可减少尿床。

（5）及时更换尿湿的被褥、衣裤，孩子睡觉的被褥要干净、暖和，尿湿之后，应及时更换，不要让孩子睡在潮湿的被褥里，否则，会使孩子更易尿床。必须指出，遗尿可使患儿害羞、焦虑、恐惧及畏缩。如果家长不顾及患儿的自尊心，采用打骂、威胁、惩罚的手段，会使患儿更加委屈和忧郁，加重心理负担，症状不但不会减轻，反而会加重。我们认为，对待遗尿症的患儿，只能在安慰及鼓励的情况下进行治疗，这一点甚为重要，是治疗成败的先决条件。

四、小儿抽动秽语综合征（多发性抽搐症）

1. 疾病定义

小儿抽动秽语综合征是儿童和青少年时期常见的儿科疾病，是一种神经精神障碍，主要表现为身体某部肌肉或某部肌群突起的、快速的、不自主的、反复的收缩运动，可伴有发声抽动，精神障碍，强迫症状，注意力不集中和多动等。本病90%以上的病例是10岁以前起病，男性多于女性。

2. 临床表现

（1）不自主的眼、面、颈、肩及上下肢肌肉快速收缩，如眨眼、斜视、噘嘴、摇头、耸肩、缩颈、伸臂、甩臂、挺胸、弯腰、旋转躯体等。

（2）发声性抽动则表现为喉鸣音、吼叫声，可逐渐转变为刻板式咒骂、陈述污秽词语等。有些患儿在不自主抽动后，逐渐产生语言运动障碍，部分患儿还可产生模仿语言、模仿动作、模仿表情等行为。

3. 辨证论治

（1）肝郁火旺

症候：面红耳赤，烦躁易怒，皱眉眨眼，张口歪嘴，摇头耸肩，发作频繁，抽动有力，口出异声秽语，大便秘结，小便短赤，舌红苔黄。

治则：清肝泻火，熄风镇惊。

推拿处方：清胃经，清大肠经，清肝经，补肾经，运内八卦，掐揉合谷，揉小天心，揉总筋，掐揉五指节，揉膊阳池，清天河水，退六腑，推脊，推下七节骨，顺摩腹，揉委中，揉太冲，揉行间。

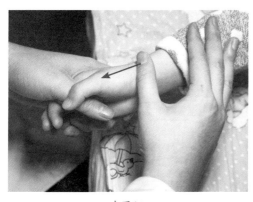

清胃经

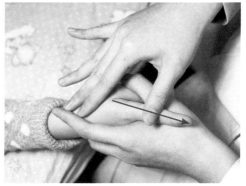

清大肠经

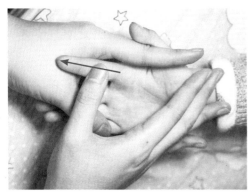

清肝经

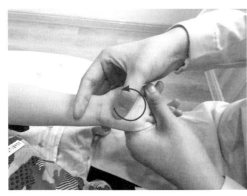

补肾经

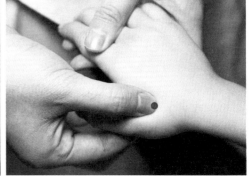

运内八卦

掐揉合谷

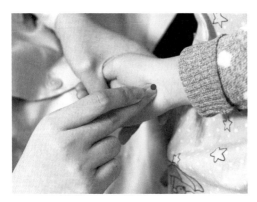

揉小天心

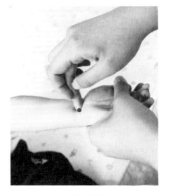

揉总筋

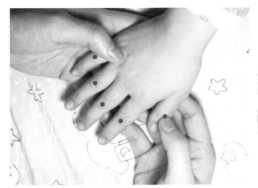

掐揉五指节

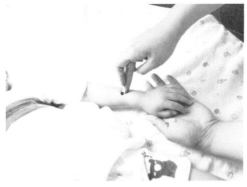

揉膊阳池

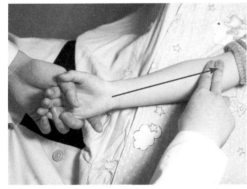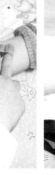

清天河水

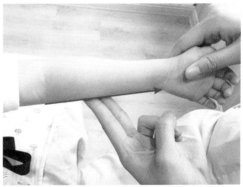

退六腑

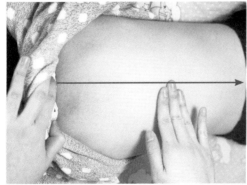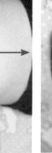

推脊

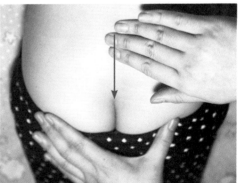

推下七节骨

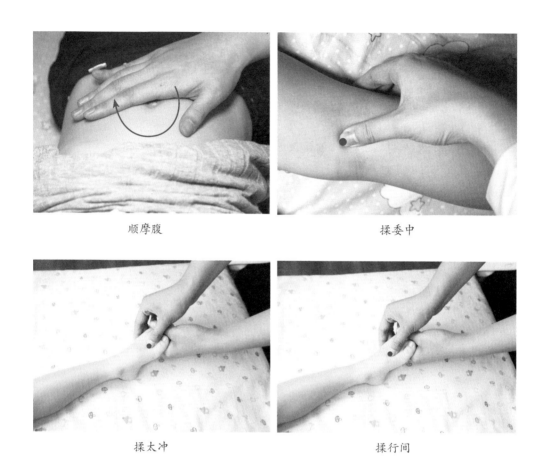

顺摩腹 　　　　　　　　　　　　　　　揉委中

揉太冲 　　　　　　　　　　　　　　　揉行间

（2）脾虚痰滞

症候：面黄体瘦，精神不振，胸闷作咳，喉中声响，皱眉眨眼，嘴角抽动，肢体动摇，发作无常，脾气乖戾，夜眠不安，纳少厌食，舌质淡，苔白或腻。

治则：健脾化痰，平肝熄风。

推拿处方：补脾经，清胃经，清脾经，清肝经，清肺经，清大肠经，掐揉四横纹，揉掌小横纹，捣小天心，掐揉五指节，运内八卦，揉天突，揉中脘，搓摩胁肋，揉足三里，揉丰隆，揉太冲，揉行间。

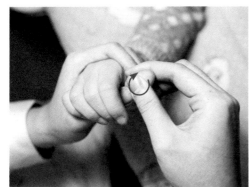

补脾经

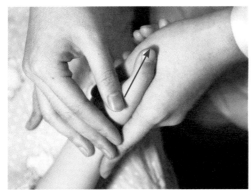

清胃经

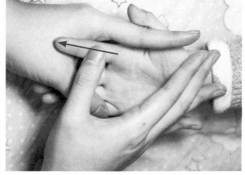

清脾经

清肝经

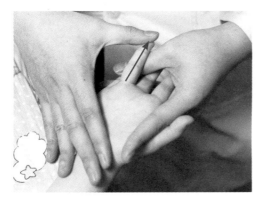

清肺经

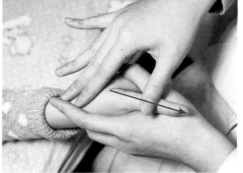

清大肠经

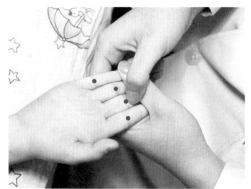

掐揉四横纹

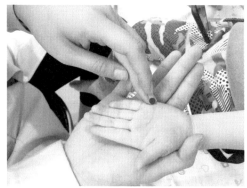

揉掌小横纹

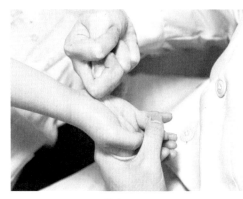

捣小天心

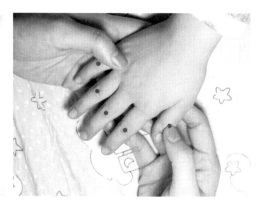

掐揉五指节

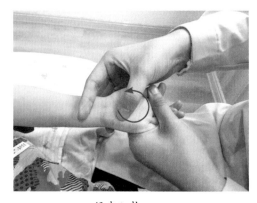

运内八卦

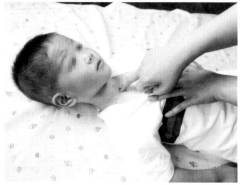

揉天突

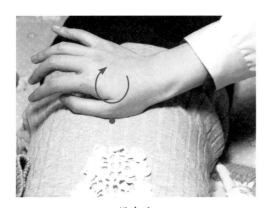

揉中脘

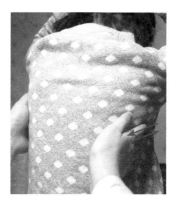

搓摩胁肋

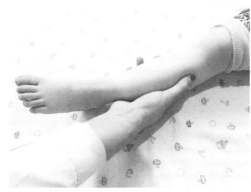

揉足三里

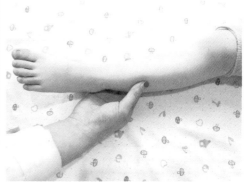

揉丰隆

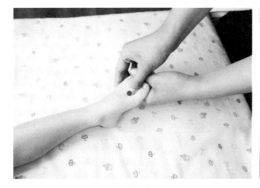

揉太冲

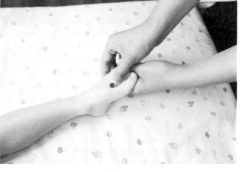

揉行间

（3）阴虚风动

症候：形体消瘦，两颧潮红，五心烦热，性情急躁，口出秽语，挤眉眨眼，耸肩摇头，肢体震颤，睡眠不宁，大便干结，舌质红绛，舌苔光剥。

治则：滋阴清热，疏肝熄风。

推拿处方：补脾经，清肝经，清大肠经，补肾经，揉内劳宫，捣小天心，揉总筋，掐揉五指节，揉上马，揉膊阳池，清天河水，顺摩腹，推脊，推下七节骨，揉龟尾，搓摩胁肋，揉足三里，揉太溪，揉太冲，揉行间，揉涌泉。

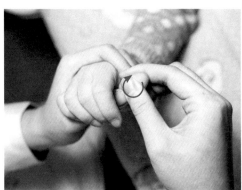

补脾经

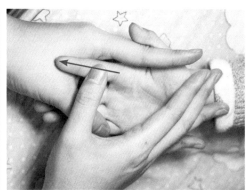

清肝经

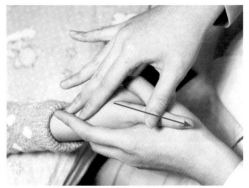

清大肠经

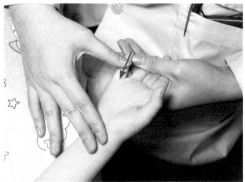

补肾经

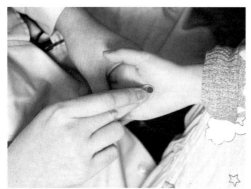

揉内劳宫

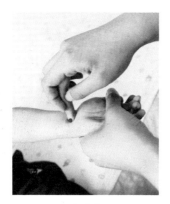

揉总筋

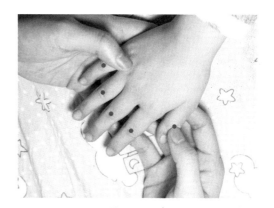

捣小天心

掐揉五指节

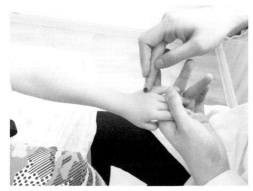

揉上马

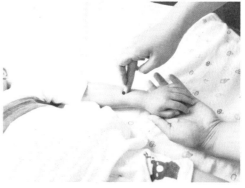

揉膊阳池

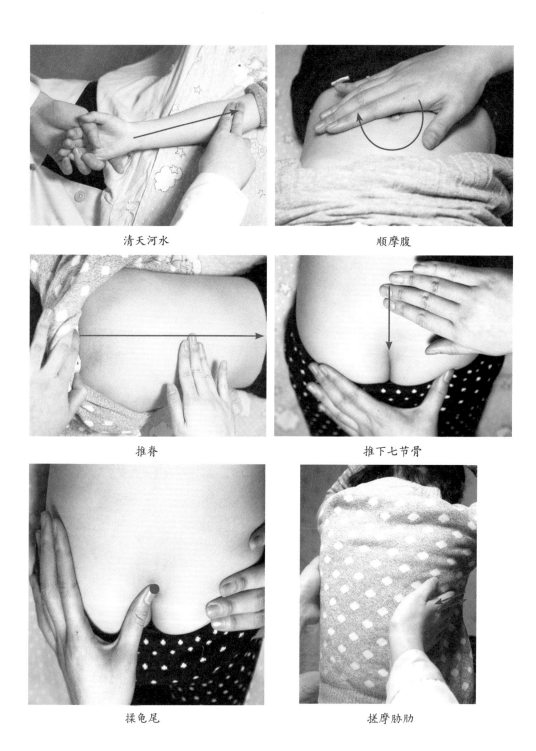

清天河水　　　　　　　　　　　　　顺摩腹

推脊　　　　　　　　　　　　　推下七节骨

揉龟尾　　　　　　　　　　　　　搓摩胁肋

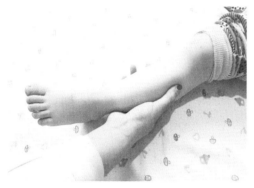

揉足三里

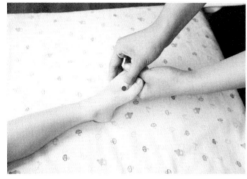

揉太溪

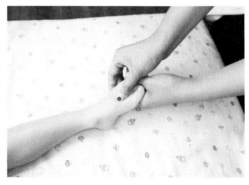

揉太冲

揉行间

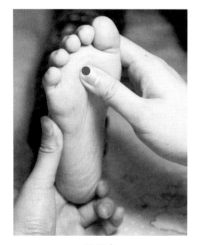

揉涌泉

4. 预防调护

从心理上调治。

（1）平时重视儿童的心理状态，保证儿童有规律的生活，培养良好的生活习惯；关爱患儿，耐心讲清病情，给予安慰鼓励。

（2）饮食宜清淡，不过食辛辣或其他刺激性食物。

（3）注意休息，不要长时间看电视、玩电脑、玩游戏机。

（4）对于发声抽动的患儿可紧闭口，通过有节奏缓慢地进行腹式深呼吸，从而减少抽动症状。

5. 病案举例

患儿：段某某，男，6岁。

初诊时间：2015年3月30日。

家长代诉：不自主眨眼3月，加重2天。

现病史：因平时过度用眼而致频繁不自主眨眼，余无特殊不适。经太原各大医院诊断为"抽搐症"，曾服药治疗月余无明显疗效。平素体质差，易感冒，食欲旺易积食，大便1次/日，粪质干。目前患儿精神可，面色萎黄，双眼频繁不自主眨动，唇红，舌边尖红，苔黄厚。

诊断：小儿多发性抽搐症（肝胃火旺，肺脾气虚）。

治则：清胃平肝，益气健脾。

推拿处方：分手阴阳200次，清胃经500次，补脾经100次，清大肠经500次，清肝经1000次，补肾经100次，运内八卦300次，掐揉合谷100次，揉小天心200次，揉总筋300次，掐揉五指节200次，揉上马200次，清天河水300次，退六腑200次，搓摩胁肋200次，揉太冲50次，揉行间50次，推揉肝胆经络3分钟。

眼部推拿处方：①头面四大手法；②按揉眼周局部穴位：睛明、丝竹空、鱼腰、攒竹、瞳子髎、太阳、四白、承泣；③令患儿闭目，以拇指指腹轻轻按揉眼球20次；④抹上下眼眶各50次。

每天或隔日一次，每次30分钟，20天为一个疗程。疗程结束后，可休息3～5天，再进行第二疗程的治疗。该患儿推拿治疗第一个疗程结束后，不自主眨眼频率改变不明显，大便排解较畅，便头略干，舌苔正常。第二个疗程结束后，患儿面色红有光泽，不自主眨眼频率有所减少，免疫力有明显增强，很少生病，大便正常。第三个疗程结束后，眨眼的频率明显减少，甚至可长时间不眨眼。经过三个疗程的推拿治疗，宝宝的双眼频繁不自主眨动得到很好的控制。

治愈体会

推拿调理小儿抽搐症疗程相对较长，要求家长和孩子很好地配合，保证治疗时间。同时还需要向患儿家长介绍使其了解疾病的性质和特征，减缓或消除父母的担心和焦虑。合理安排患儿日常作息时间和活动内容，避免过度紧张和疲劳。由于患儿为幼童，且病程长达3月，故推拿治疗用时较长。

何玉华教授弟子　陕西咸阳爱佑小儿推拿中心

高级小儿推拿师　冯锐

【何玉华老师点评】

多发性抽搐是一种儿童期起病的神经精神性疾病，临床以慢性多发运动性抽动或发声抽动为特征，是一种复杂的慢性神经精神障碍，病程中既有运动障碍，又有行为障碍，常与强迫、多动等行为以及精神障碍共存。《黄帝内经》有云："风胜则动"，又云："诸风掉眩，皆属于肝。"本病病因当以小儿素体肝亢、脾虚为主，同时与风、痰、火、情志内伤、饮食等因素密切相关。肝为风木之脏，体阴而用阳，主藏血，喜条达而主疏泄，其声为呼，其变动为握。阴易虚而阳易浮，阳亢则能生内风；脾为生痰之源，小儿脾常不足，运化功能有限。随着人们生活水平的提高，小儿饮食多膏粱厚味，则易脾虚失司，水液失于运化，留而生痰，痰郁化火。火易生风，风性善动数变，故可见小儿眨眼、歪嘴、耸肩、摇头、皱眉、肢体抽动等由风所引起的症状。

临床治疗中常以平肝健脾为主，辅以化痰，息风清热，清火消食等法论治。在临床接诊中常有些家长代诉患儿频繁眨眼、清嗓等，应结合其病程及伴发症，建议去相关科室检查排除抽动症。

后记

漫漫从医路 切切儿推情

在本书即将付梓之际，我感慨很多，思来想去，始终离不开"小儿推拿"这几个字，因为她是我一生的事业！

我原是山西省人民医院中医科小儿推拿门诊主任医师，从事小儿推拿临床工作始于1988年。

1981年我从中医学校毕业后即从事中医临床工作。工作中，看到孩子们对打针、输液的恐惧和痛苦，看到家长抱着孩子四处寻医问药，有的孩子因药物的不良反应而出现并发症，甚至造成终身残疾。面对这样的现实我产生了寻求用中医的外治疗法医治小儿疾病的强烈愿望，并开始了对这一目标的探索与实践，在众多的中医外治方法中恩师胡翰文主任及原明忠主任（全国首批名老中医，原山西省人民医院中医科主任）给了我最科学的指导，最终我选定了小儿推拿这一外治方法运用于临床对小儿进行保健与治疗，这一决定也确定了我一生追求的目标，并率先在我省开展了小儿推拿专科门诊。为婴幼儿防病治病开辟了新的治疗途径和方法，解决了小儿吃药难及打针输液的痛苦，避免了药物的不良反应对小儿的危害。这样我在小儿推拿路上一走就是30个年头，直到2013年退休至今仍在坚持着小儿推拿的临床诊断、治疗、继承、传授和发展。

30年前，我国从事小儿推拿的临床医生寥寥无几，社会对小儿推拿的认知不足，且缺乏良好的学习环境。我凭着对小儿推拿的热情与执着，一方面自学钻研，一方面在实践中不断探索，越来越领悟到小儿推拿的博大精深与神奇疗效，这样更加坚定了我开展小儿推拿工作的决心。现在回头看来也正是有我们老一辈小儿推拿工作者的不懈努力和坚持，守得住清贫与寂寞，才有了今天小儿推拿事业的繁荣！我一直铭记金义成老师"守道如守贫"的教诲。虽然我当时的收入比同职称的医生低很多，但是能帮助小宝宝解除痛苦，减少药物的不良反应，我无怨无悔，30年来我亲身经历并见证了小儿推拿从当初的少人问津到现在的众人推崇，这一切的一切，无不令人感慨和骄傲！为促进小儿推拿事业的健康有序发展，我们老一辈小儿推拿工作者任重道远！

30年的探索与实践，执着与艰辛，我由一名普通的中医师晋升为主任医师，成长为世界中医药联合会小儿推拿专业委员会副会长、世界中医药联合会小儿亚健康专业委员会常务理事，山西省中医药学会小儿推拿专业委员会副主任委员，山西省非药物自然疗法委员会理事，中国就业培训技术指导中心小儿推拿职业培训名家精品班特聘教授，并获"全国优秀医务工作者""山西省科技奉献先进个人一等奖""太原市优秀中医专家"等殊誉。

"儿推"要继承，更要有创新

1983年国家为继承和发展中医药事业，要求为名老中医选派学术经验继承人，我有幸被选定为山西省名老中医原山西省人民医院中医科主任，主任医师胡翰文教授学术经验继承人，并跟随胡老随诊学习工作三年，得到了胡老的精心教诲和亲传，其治疗脾胃病及小儿疾病的学术思想及辨治原则，对我影响颇深，为我今后的专业发展奠定了坚实的基础。后又拜师于当代著名中医儿科专家非物质文化遗产三字经派小儿推拿、小儿脏腑点穴的传承人及代表人赵鉴秋教授入室弟子，并得到海派小儿推拿创始人金义成教授的亲传，这些名家都是我从事小儿推拿工作中珍贵的机遇和恩师，他们精心的培养和无私的传授夯实了我的专业基础。

融汇百家，兼收并蓄，30年来，我所擅长的治疗项目，从最初的感冒、咳嗽、发烧、腹泻、厌食等常见病，到现在对小儿先天性肌性斜颈、婴幼儿湿疹、滞颐（流口水)、鼻炎、腺样体肥大和麦粒肿等疑难病症的治疗有着良好疗效。

30年的临床实践与探索，我总结出以望小儿"气池""山根"的颜色判断患儿体质及疾病的寒热虚实；根据咳嗽的声音，了解咳嗽的性质和病位的深浅；治疗腹泻时除观察粪质、颜色和气味外，还要观察其肛门的颜色，以辨别腹泻的性质及寒热。根据腹泻的证型及泻下次数在"大肠经"这个穴位的手法运用上选用清补、清清补、补补清，在捏脊手法上，以横捏脾俞、胃俞调整脾胃功能等诊治方法，逐渐形成了自己的小儿推拿诊治特色。

硕果累累助"儿推"

婴幼儿湿疹难愈易复发，往往在用药后疹消，停药后疹出，长期反复地进行"痒-抓-痒"恶性循环，使患儿烦躁哭闹，以致影响其睡眠及正常的生长发育。职业责任感驱使我下决心去钻研适合婴幼儿特点的切实可行的治疗方法，以便解除患儿皮肉之痛及家长的心理之痛。根据长期的临床实践和不断总结探索婴幼儿湿疹的发病机理，逐渐筛选出一些具有益气健脾、利湿、和胃降逆、疏风清热的穴位对湿疹患儿进行治疗，最终形成以"十穴"为主的婴幼儿湿疹治疗方法，经十余年的临床实践反复验证，有效率100%，治愈率94.7%，解决了本病易于复发的难题。2002年主持并完成国家中医药管理局中医诊疗与技术项目"拇中指十穴推拿法治疗婴幼儿急性湿疹临床疗效评价"，于2004年11月在北京通过鉴定"达国内领先水平"，并由国家中医药管理局定为向全国推广的"中医适宜技术百项"项目之一，同时定为《中医药事业"十五"计划纲要》的"中医药发展2006年重点实施项目"之一。

在临床接诊推拿湿疹患儿过程中，常常与家长进行交谈，了解患儿家长此刻最想知道的是什么，最关注的又是什么。为此，在工作之余，我查阅了大量的资料，并结合自己多年的临床经验及所见所闻，编写了《婴幼儿湿疹防治100问》科普读物，2007年由山西科学技术出版社出版发行，2008年被选入国家新闻出版广电总局和山西省新闻出版广电局共同实施的"农家书屋"惠农项目。2012荣获山西省科学技术协会，山西省科普作家协会颁发的"山西省科普作品二等奖"。

准确地取穴是小儿推拿的重要环节，小儿有其特定的穴位，这些穴位在体表呈点、线、面状分布，以两手掌居多，故有"小儿百脉汇于两掌"之说。但在许多教科书及小儿推拿书中所标注的均为简单的示意图，其穴位标注不易准确找到。为推广普及小儿推拿，便于初学者直观准确地找到相应穴位，2005年着手绘制小儿推拿穴位图，利用工作之余，节假日及外出开会、学习的空闲时间，走访了省内外许多小儿推拿的专家及同行，克服种种困难，反复修改，反复论证，在图书馆及书店，查阅了大量的相关资料，在小儿解剖学方面又请教了山西医科大学解剖教研室原主任、硕士生导师，当时已年近八旬的郭连魁教授亲笔绘制小儿解剖图，历经两年之久，最终使《小儿推拿常用穴位图》绘制成功，并于2007年获国家知识产权局"新型实用型外观设计专利"，成为我国首幅小儿推拿穴位图。于2011年以中、英文两种版本出版发行，填补了我国这一领域的空白。2008年3月被编入《中国专利发明人年鉴》。

作为电视台的特邀专家，我分别于2007年、2008年、2009年、2013年、2014年在太原电视台《健康时间》栏目、山西黄河电视台《专家来了》栏目做有关小儿常见病、多发病的预防及治疗讲座。

小儿推拿虽然流派众多，手法不一，但都是在中医基础理论的辨证基础上选穴，一个好的小儿推拿师，应当是兼容并蓄、博采众长、不固守程式的杂家，针对不同患儿的病症，应量身制定一个有针对性、个性化的推拿方案。时代在发展，环境在变化，有的病种消亡、有的病种衍生，推拿手法不进行适宜的变革创新，小儿推拿的路会越走越窄。我以中医辨证理论为基础，对治疗小儿的常见病、多发病及新生病种如新生儿黄疸、肠痉挛及小儿腺样体肥大、鼻炎、肠系膜淋巴结炎、疱疹性咽峡炎的推拿手法做了大胆的融合创新，对小儿先天性肌性斜颈、婴幼儿湿疹、流涎等疑难病症的推拿做了审慎的探索尝试。经过多年的不懈努力取得了可喜的成果，赢得了众多患儿家长及同行的肯定。以中药贴敷结合三棱针挑刺、推拿综合治疗小儿疳积，有效率达95%以上；推拿治疗小儿消化不良治愈率达99%，推拿配合中药外敷治疗小儿先天性肌性斜颈有效率达100%。并在2007年于上海召开的全国综合医院中医药工作会议上，为我院赢得了"全国综合医院中医药工作示范单位"的荣誉。

"儿推"是我一生的事业和责任

多年来，我在自己不断提高推拿技法的同时，致力于宣传推广，旨在使更多的患儿受益。经过不懈努力，从医院最初只有自己一个人开展此项工作，到退休后创立保婴堂荷花小儿推拿调理中心，通过精心培养、无私传授，打造了山西省首家集医疗保健、技能培训、临床实习带教及师承为一体的小儿推拿专业团队，目前已成为山西中医药大学针灸推拿学院人才培养实习基地及大学生创业实践基地。

从2008年到2010年，我先后应国家中医药管理局科技项目推广办公室、广东省卫生厅、上海市卫生局、甘肃省卫生厅、甘肃省中医学院、甘肃省中医学院成人教育学院、山西省卫生厅、山西中医学院成人教育学院等单位之邀，为全国部分省市综合医院、中医院、社区卫生服务中心等，共培训小儿推拿从业者4000余名。为开展小儿推拿研究和技术推广奠定了良好的基础。

2013年退休至今我一直坚持着小儿推拿的临床教学、诊断治疗、继承传授和发展。创办了何玉华小儿推拿门诊（前身保婴堂荷花小儿推拿调理中心），门诊共有医技人员14人，包括医生5人、推拿技师9人，其中主任医师1人、主治医师2人、医师2人、高级小儿推拿师9人。门诊开设以来注册会员千余名，平均月门诊接待患儿1600余人次。

培训了全国各地及美国、加拿大、新加坡等国的高级小儿推拿师27期（北京）千余名学员，太原妈妈班32期500余名，中级小儿推拿师11期近200名，接受来自全国各地包括香港特别行政区的拜师学徒弟子30名，实习生100余名。荣获太原市卫生和计划培训中心授权"小儿推拿师"培训认证机构。

此外，积极利用报纸、网络等媒体宣传小儿推拿的治疗优势及特色，多次开展小儿推拿进社区、进幼儿园等公益活动，使社会上认识、接受、认可小儿推拿的人越来越多，同时为众多的青年提供了创业、就业的机会和平台，获得了良好的社会效益。2017年荣获太原市妇联授予的"巾帼创业创新创优示范基地"。

截至目前共接收来自全国各地包括香港特别行政区的拜师学徒弟子30名，他们均在各个城市用自己的双手呵护着祖国的未来和明天，为小儿推拿事业贡献着自己的智慧和力量！

徒弟名单如下（按收徒时间先后为序）：

1. 杨继鹏（男）　　　河南省鹤壁市　　　高级小儿推拿师
2. 裴腊秀（女）　　　山西省太原市　　　高级小儿推拿师
3. 葛俊辉（女）　　　新疆维吾尔自　　　高级小儿推拿师
　　　　　　　　　　治区阿勒泰市
4. 张海燕（男）　　　山西省临汾市　　　高级小儿推拿师
5. 赵　芮（女）　　　新疆维吾尔自　　　高级小儿推拿师　　高级针灸师
　　　　　　　　　　治区乌鲁木齐市
6. 王长杰（男）　　　山东省临沂市　　　高级小儿推拿师
7. 冯　锐（女）　　　陕西省咸阳市　　　高级小儿推拿师

8. 高　荣（女）　　　　山西省高平市　　　高级小儿推拿师

9. 傅晓娟（女）　　　　山西省太原市　　　高级小儿推拿师　　心理咨询师

10. 何　申（女）　　　　山西省太原市　　　高级小儿推拿师

11. 贺　敏（女）　　　　山西省太原市　　　高级小儿推拿师

12. 成富琴（女）　　　　香港特别行政区　　高级小儿推拿师

13. 高　佳（女）　　　　山西省临汾市　　　高级小儿推拿师

14. 张小贤（女）　　　　甘肃省天水市　　　高级小儿推拿师

15. 李　静（女）　　　　河南省驻马店市　　高级小儿推拿师
　　　　　　　　　　　　　　　　　　　　小儿推拿公益讲师团讲师

16. 张佳禾美（女）　　　山西省太原市　　　高级小儿推拿师
　　　　　　　　　　　　　　　　　　　　小儿推拿手法指导师

17. 王　焕（女）　　　　天津市滨海新区　　高级小儿推拿师
　　　　　　　　　　　　　　　　　　　　执业药师

18. 张　蕾（女）　　　　河南省平顶山市　　高级小儿推拿师

19. 赵韫川（女）　　　　山西省太原市　　　高级小儿推拿师
　　　　　　　　　　　　　　　　　　　　小儿推拿手法指导师

20. 王梅萍（女）　　　　上海市浦东新区　　高级小儿推拿师

21. 韩　芳（女）　　　　北京市顺义区　　　高级小儿推拿师

22. 秦维刚（男）　　　　陕西省西安市　　　高级小儿推拿师

23. 尹海明（男）　　　　山东省泰安市　　　高级小儿推拿师

24. 张向红（女）　　　　山西省太原市　　　中级小儿推拿

25. 洪继礼（男）　　　　山东省菏泽市　　　主治医师　高级小儿推拿师

26. 贺海亮（男）　　　　山西省吕梁市　　　中级小儿推拿师

27. 秦　霞（女）　　　　山西省太原市　　　主治医师　硕士研究生

28. 孙嘉蔓（女）　　　　山西省太原市　　　助理中医师　中级小儿推拿师

29. 吕黎花（女）　　　　山西省大同市　　　中级小儿推拿师

30. 魏广平（女）　　　　江苏省徐州市　　　妇幼保健主管护师
　　　　　　　　　　　　　　　　　　　　高级小儿推拿师